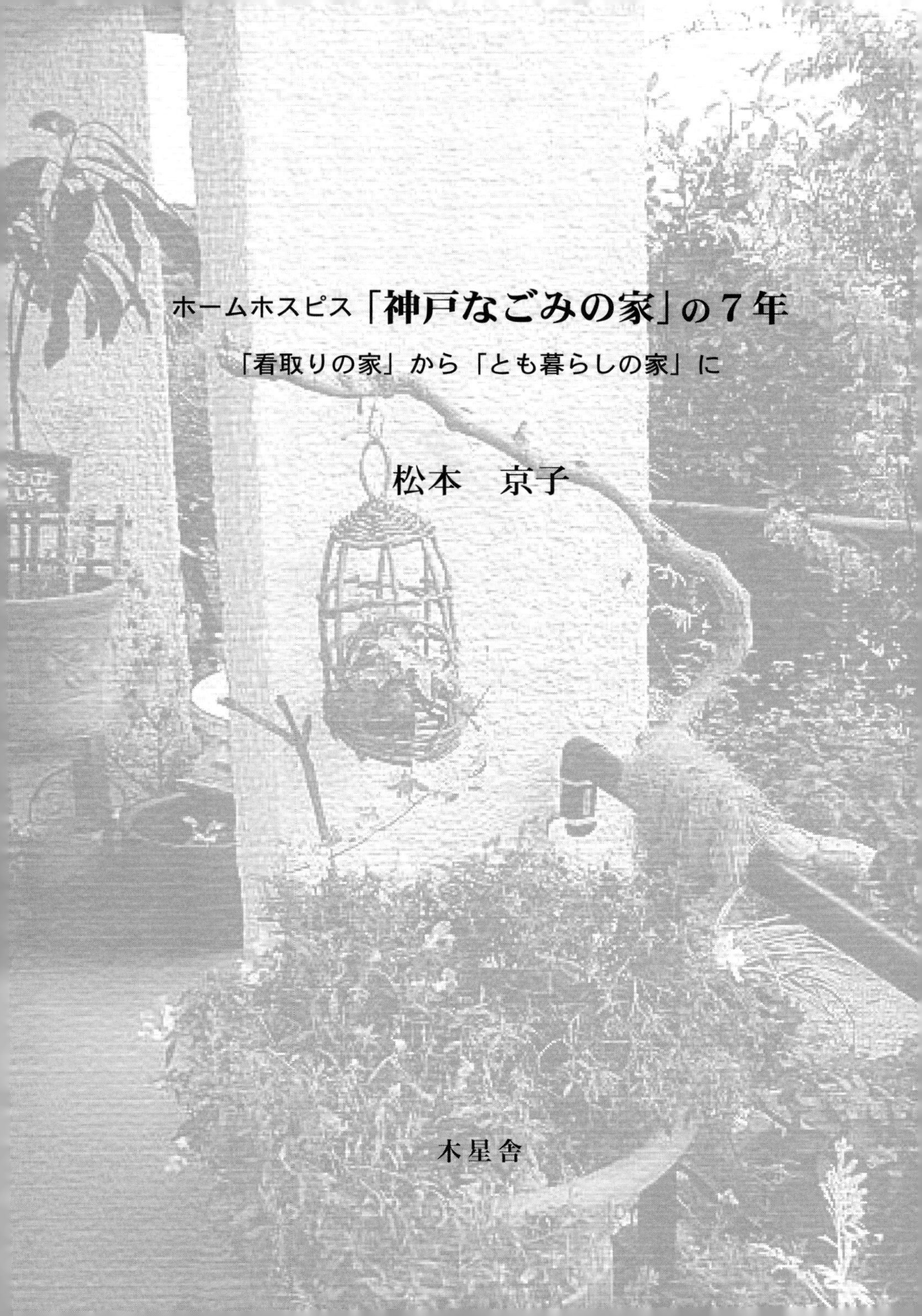

ホームホスピス「神戸なごみの家」の７年

「看取りの家」から「とも暮らしの家」に

松本　京子

木星舎

はじめに

平成二十（二〇〇八）年二月にホームホスピス「神戸なごみの家」を開設して、今年で七年になります。

それまで私は、その開設にも携わった有床診療所のホスピスで管理者をしていました。それ以前は訪問看護をしており、そこで在宅ケアチームの支えがあっても最期まで家で過ごすことが難しい患者さんや、そのご家族との出会い、それを通して、最期の居場所としてホスピス・緩和ケア病棟の有用性を強く感じていました。

開設されたホスピスでは、生きることに困難を感じている患者さんが笑顔を取り戻す姿をたくさん見てきました。

私たちのＮＰＯ法人「神戸なごみの家」の事務局で事務をしてくれた愛ちゃんは、病気のため二十七歳で、ある病院の緩和ケア病棟で亡くなりました。病院で悲鳴をあげるほどの痛みと闘いつづけていましたが、ホスピス・緩和ケア病棟に転院後、「痛みは残っているけれど、今はうれしい。どんな訴えにも必ず苦痛をとる試みをしてもらえるから満足している。でも、私はもう家には帰れないかもしれない」とつぶやき、それからしばらくして旅立ちました。

ホスピス・緩和ケア病棟の医療や看護は素晴らしく、がん患者さんがさまざまな苦痛から解放され、最期まで生き抜くために大切な場所です。しかし、ホスピス・緩和ケア病棟はがん患者（あるいはエイズ患者）でなければ入院できません。また、素晴らしいケアがあれば当然入院を希望する人も多く、面談を受けるだけでも一カ月あまり待たなければなりません。

世の中には、がんだけでなく病気や障碍による苦痛、加齢による認知症はじめ不具合によって、それまでの生活がつづけられなくなり、最後の居場所が見つからない人が大勢います。彼らやご家族は残された時間をどのように生きていけばいいのか、選択肢があまりに少ないのです。「自己決定」と言われても、選択肢がなければ、そこには妥協しかありません。

高齢多死時代を迎えた我が国は、地域包括ケアシステムの構築を緊急の課題として、各地でさまざまな試みがなされており、地域の特色を活かして最期まで住みつづけられるまちづくりが始まっています。しかしそれは、一朝一夕にできることではありません。在宅で出会った高齢者は長生きしたことを不甲斐なく思い、子どもたちに迷惑をかけることがつらいから、早くお迎えに来てほしいと言います。でも、残念ながら私たちのいのちは、今日まで元気で明日コロリと死ぬというわけにはいかず、ピンピンコロリの確率はとても低く、誰もが望むようには逝けないのが現実です。

平成十九（二〇〇七）年、私はそれまでのホスピス病棟の勤務を辞めて、清水の舞台から飛び降りる決意で地域ケアへの一歩を踏み出し、神戸市兵庫区において二十四時間三六五日、在宅療養を望む人が安心して生活できるように、株式会社として訪問看護ステーションあさんて、居宅介護支援事業所あさんて、デイサービスあさんて、訪問介護事業所あさんてを立ち上げ、みんなが一つになって活動するチームづくりに取り組みました。「あさんて」とはスワヒリ語で「ありがとう」という意味です。そしてその一環として、在宅で最期を迎えることができない人のために、以前から構想を温めていた「看取りの家」を、「特定非営利活動法人　ホームホスピス　神戸なごみの家」というかたちで開設したのです。

しかし実際にスタートしてみるとすぐに、ホームホスピスは単に死を看取るところとしてあるのではなく、そこで営まれる日々の暮らしが何より重要であること、その暮らしを充実したものにするためには、ライフパートナーとして最期まで伴走する決意が必要であることに気づかされました。

この七年、「なごみの家」で暮らす多彩な人やそのご家族に多くを教えていただきました。さらにスタッフや宮崎の「かあさんの家」をはじめとするホームホスピスの仲間たちとの出会いによって多くのことを学んできました。今も悩みながら、一歩一歩ですがホームホスピスとして成長しているように思います。開設以来、日々試行錯誤で、問題にぶつかっては右往左往してきましたが、それらすべてが私にとって充実した時間でした。

この本は、看取りに焦点を当てた家づくりという小さな思いで出発した「神戸なごみの家」が、たくさんの人との出会いと体験を通して何を学んだか、決して楽ではないホームホスピスの運営に携り、地域のサロン「暮らしの保健室　神戸なごみカフェ」の開設にたどりつくまで、私自身がこの七年を振り返る機会として執筆することにしました。

これからの人生の過ごし方やホームホスピスをつくりたいと思う人にとって、少しでもお役に立てることができれば嬉しいです。

まだまだ課題山積みで、これからもでこぼこ道を歩むことには違いありませんが、「なごみの家」だけでなく、地域の方々とともに暮らしを見つめ、友となり、暮らしに伴走する「神戸なごみの家」としていきたいと思っています。

一人ひとりのいのちには限りがありますが、いのちと向き合い、支え合う地域づくりになるよう努めます。

平成二十七年十一月

特定非営利活動法人　神戸なごみの家　理事長　**松本　京子**

もくじ

「神戸なごみの家」の住人

5つのキーワードから

お断り
本書に登場した「なごみの家」の利用者のエピソード
は事実ですが、入居者のお名前は仮称です。

「看取りの家」をつくろう

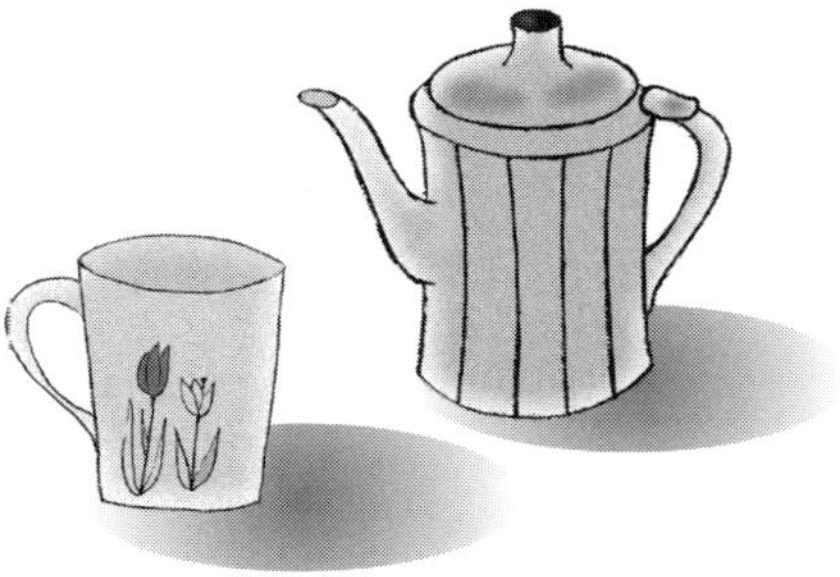

阪神淡路大震災の朝

平成七（一九九五）年一月十七日朝五時四十六分、未明に起きた阪神淡路大震災は一瞬のうちに平穏な日常を壊し、街はズタズタに崩壊され、多くのいのちが奪われました。

私はその時、神戸市長田区に住んでいましたが、幸いにも家も家族も無事でした。当時、神戸市立西市民病院（現在の神戸市立医療センター西市民病院）で看護師として働いていたので、愛知県に住む姉に子どもを託して仕事をつづけました。

余震は何日もつづき、そのたびに人々を不安に陥れました。そんな中で、不安に怯える子どもと離れて暮らすことにためらいはあったものの、すぐにはおさまりそうもない混乱の中で、幼い子どもだけを家に置いておくことはできませんでした。しかし、三月になって自宅に帰ってきた六歳の次男は、灯りをつけなければ眠れず、毎晩、おねしょが続きました。この時、不安な中で親と離れた環境で暮らすことが、子どもにとっては想像以上に大変なことであったということに気づかされました。

震災を体験して、私の仕事への取り組み方は大きく変わりました。市の職員として避難所をまわり、被災者の健康を守り、応急処置をすることが私の仕事でしたが、現場は一月の厳寒の中、コンクリートの床に直接布団を敷いて横にならざるを得ないような過酷な状況で、その上インフルエンザが流行し、健康を害する人が増えていきました。彼らの健康をどのようにすれば守ることができるのか……、その思いにゆっくりと向き合う間もなく、病院と避難所を行き交う日々がつづきました。

その時に頭をよぎっていたのは、ナイチンゲールのことでした。フローレンス・ナイチンゲールは、十九世紀に生きたイギリス人ですが、クリミア戦争（一八五四～一八五六年）に赴き、野戦病院では傷病兵の直接看護だけでなく、真っ先に感染症対策を考えて衛生対策に取り組み、死者の激減という実績をあげて看護の概念を覆したことはよく知られています。

しかし、それと同時に、戦地の背後にあって彼女が郵便局や図書館などの必要性を訴え、コミュニティづくりに取り組んだことはあまり知られていません。戦いで心身ともに傷ついた兵士が回復するために、日常生活を取り戻すことが欠かせないと考え、併行してそれに取り組んだことは偉大な業績の一つです。

時代も場所も異なりますが、未曾有《みぞう》の大震災ですべてを奪われた人に必要なのは、病院で提供される傷病者に対する看護だけではなく、一刻も早く生活を取り戻して暮らしの中で看護を提供していくことではないかと考えるようになったのです。

もう一人、私たちの身近なところに黒田裕子さんという存在がありました。黒田さんは震災から二十年経った平成二十六年九月に故人となられましたが、災害看護にいのちを懸けて取り組まれました。その働きは、避難所から仮設住宅に移り、被災者が曲がりなりにも生活を取り戻したのちも継続されました。暮らしの中で人々のいのちを守ろうとする偉大な功績であったことを、今、改めて感じます。

私も黒田さんが活動されていた仮設住宅でボランティアをし、そこで心を病んでアルコール依存症で苦しむ人とも出会い、暮らしを支援する看護への思いが強くなりました。

私が、病院から在宅にと、看護師としての足場を変える一歩となった神戸市北区での訪問看護ステーション開設に携われたのも、黒田さんのお力添えによるものです。
黒田さんには、「なごみの家」の運営においても、理事として支えていただきました。ここに改めてご冥福をお祈りいたします。

両親の看取り

母の闘病

私たち夫婦は、親族も少なく、ともに二十代の時に親をがんで失っていました。若くして親と死別することはつらい経験ですが、なかでも実家の母親の死は悲しみも大きく、また同じ看護師だったということもあって多くを学ぶ機会になりました。

母の病を知った時、私は結婚した直後でしたが、勤めていた病院に断りを言うと、その後の進退にも頓着せず介護のために熊本の実家に帰りました。母は、「子宮がん」と診断された時はすでにⅣ期、がんは骨盤腔内に浸潤《しんじゅん》し、血管を圧迫していたため下肢は腫れ上がっていました。

生涯、看護師として働いてきた母は「この時代に子宮がんで死ぬのは恥ずかしい」と言いましたが、診断がつくまでに時間がかかったために治療が遅れたことについては、特に悔しがることもなく平静に受け止めていました。がんと診断されて入院した時に悔しがったのは、やっと厚生年金がもらえて、これから子どもたちを訪ねて子育てを手伝おうと思っていたのに、それができなくなったということでした。

そして、診断から一年後に六十一歳で旅立つまで、体調が許す限り闘病日記を書きつづけ、亡くなった時には大学ノート二冊になっていました。日ごろの思いを書きつづったノートに繰り返し出てくることばは、「この家で誰かが死ななければならないとしたら、やっぱり私でよかった」ということでした。

母が入院していた同じ病棟に、私と同姓同名の人がおり、その人が亡くなっていくのを見ていた母が、子どもの死を前にして世話をする母親のつらい気持ちを思い、「私はこれでよかった」とつぶやいていた姿が忘れられません。

母は、自宅から車で二時間ほどかかる大学病院に入院していました。微熱がつづき治療も進まず、主治医も今後の方針を決めかねていました。私は、主治医に母の外泊許可を願い出ました。治療ができない状況に落ち込む母に気分転換させたい、何か変化が必要だと思ったのです。二泊三日の外泊でしたが、近所の方にお見舞いに来ていただいたり、新鮮な魚料理のご馳走を楽しんだりすることができました。帰院すると、母の熱は下がり元気になっていました。

病院に戻ると、主治医が「ありがとう。家族の力でまた治療ができるようになりました」、「病院の医師だけでは、どうにもならない状況を、家族の協力によって助けていただきました」と言って頭を下げられました。当時、私は看護師になって三年目でしたが、このような医師に出会ったことはありませんでした。朝に夕に、担当する患者さんのベッドサイドを訪れて、「今日の治療もがんばりましょう」、

「今日も一日頑張りましたね」と声をかけてくださる医師に、母が勇気づけられたのは言うまでもありません。その先生に対して全幅の信頼をおいていました。

私は、実家で一人酪農をする父の手伝いをすませてから、毎日、二時間かけて病院に通っていました。そんな私にも、「疲れていませんか。大丈夫ですか」と声をかけてくださり、学会で先生がいらっしゃらない時は、代診の医師が同じように声をかけてくださいました。

私は看護師ですが、不思議と母が入院していた大学病院の看護師さんは一人も覚えていません。たまに病棟内をラウンドする師長さんから、病室でものを食べないように注意を受けたことしか覚えていないのです。それでも母は私と一緒にとる食事を楽しみにしており、一緒だとよく食べられるのです。だからいつも、病棟の看護師さんがラウンドしてこない時間を見計らって内緒で食べていました。面会者の飲食は禁止というのは当然のことですが、当時は何とか母に食べてほしいという思いのほうが先にありました。

母の看取り

その後、母は退院して一旦自宅へ帰りましたが、近くの病院へ再入院するころには痛みが強くて眠れない状態でした。母は、付き添いで病院に泊まり込んでいた私を気遣い、痛みで眠れなくても起こそうとはしませんでした。私は紐で互いの手をつなぎ、引っ張って起こしてもらうようにしたのですが、母はそれを外してひっそりと痛みに耐えていたことが再三ありました。母親という存在は本当に強いと思ったものです。

三十年前は、「緩和ケア」という言葉さえ知られておらず、当然、普及もしていませんでした。大学病院から主治医が麻酔科医を伴って来て硬膜外チューブを入れてもらいましたが、痛みはほとんど取れませんでした。毎晩、痛みに苦しむ母を見かねて、ナースステーションに処置を頼みに行くと、「まだ早い。そんなに痛み止めを使うと心臓が弱りますよ」と叱られる……、そういう時代だったのです。

私は、一晩中タオルで温湿布をして、次の痛み止めをもらえる時間までやり過ごしました。自宅にいると痛みもいくぶん和らぎ、孫の顔を見て癒されていたようですが、病状が深刻化してくると激痛で家では過ごせません。頸部の腫瘍が大きくなり、腕は象の足のように腫れ上がり、身動きもとれない状態でした。

「痛みを我慢しすぎると、痛み止めが効かない」ということを知っていた母は、内緒で精神安定剤を内服してひたすら我慢の時を過ごしました。安定剤は、母が以前勤務していた病院の医師に処方してもらったものです。今となっては時効ですからこうして書いていますが、当時は本当に苦しんだ末に母が提案した対処法でした。

最後は、母が希望をしていなかったにもかかわらず、蘇生のために心臓マッサージが一時間つづけられました。私は病室から出ていくように言われたのですが、それだけは断固お断りしました。今の私なら、蘇生も拒絶できたと思いますが、当時は看取りとは何かなど考えたこともなかったのです。

父の看取り

父は、その十年後に大腸がんと診断されましたが、最期まで自宅で仕事をつづけ、短期間の入院で旅立ちました。父は近所の診療所の医師や看護師さんに見守られながら、自分の家で自由に過ごしました。

主治医は神戸で働く私に、「何かあったら連絡するよ」と言われ、本当に病状が変わるごとに電話をしてくださいました。私は、週末に子どもを連れて帰省していました。

最期は関連病院に手配していただき入院しましたが、静かに見送ることができました。主治医からの連絡で病院に駆けつけて付き添っていましたので、「呼吸が止まりました」とナースステーションに報告しました。看護師さんは蘇生用のバッグを持って走ってきましたが、このときは「もう何もしないでください。決してあとで責めたりしませんから」と言えたのです。母を見送ってから十年の間に私も看護師として経験を積み、少しは成長していたのです。

病院の使命はいのちを救うことであり、がん末期であろうと蘇生が当たり前の時代でした。緩和ケアが普及した今であれば、両親がもう少し最期の時間を楽しめたかもしれないと思います。母は入院生活を選択して最期まで治療を受けましたが、父は近所の診療所に診ていただいて仕事をつづけていました。幸い痛みもあまりなく自宅で過ごせたのですが、医師からは、全身にがんが浸潤しているにもかかわらず仕事ができるのは信じられないと言われていました。

今は独居でも在宅で看取りをすることが多くなりましたが、当時はまだそれほど在宅緩和ケアは普及していなかったので、最期の数日を入院して旅立つことになりました。がんと診断された時期にもよりますが、痛みが緩和できれば在宅のほうが自分らしさを発揮できたように思います。

私が緩和ケアに、しかも在宅ホスピスに従事するようになったのは、自然の成り行きだったように思います。

＊

両親を看取り、阪神淡路大震災を経験して、暮らしの場で看護をしたいと考えるようになりました。当時、再建で苦労されていた市民病院を退職して、仮設住宅でのボランティアや訪問看護ステーションでの経験を積んで、本格的に在宅看護の道に進み出しました。この決断をした時には、現在の活動のイメージはありませんでしたが、その後に出会った患者さんやご家族、その他多くの方に学び、そして、多くの人に支えられて、自分の思いを形にしてこれまで進んできました。

エイズホスピスとの出会い

ハウス・マリアフリーデンエイズホスピス

平成二十（二〇〇八）年二月、ホームホスピス「神戸なごみの家　雲雀ヶ丘《ひばりがおか》」がオープンしました。

ホームホスピスは、病院や大型施設ではなく、病名、年齢に関係なく暮らしと医療が保障される「もう一つの家」です。

ホームホスピスをつくりたいと思う気持ちを後押ししたのは、ワルデマール・キッペス神父（Waldemar

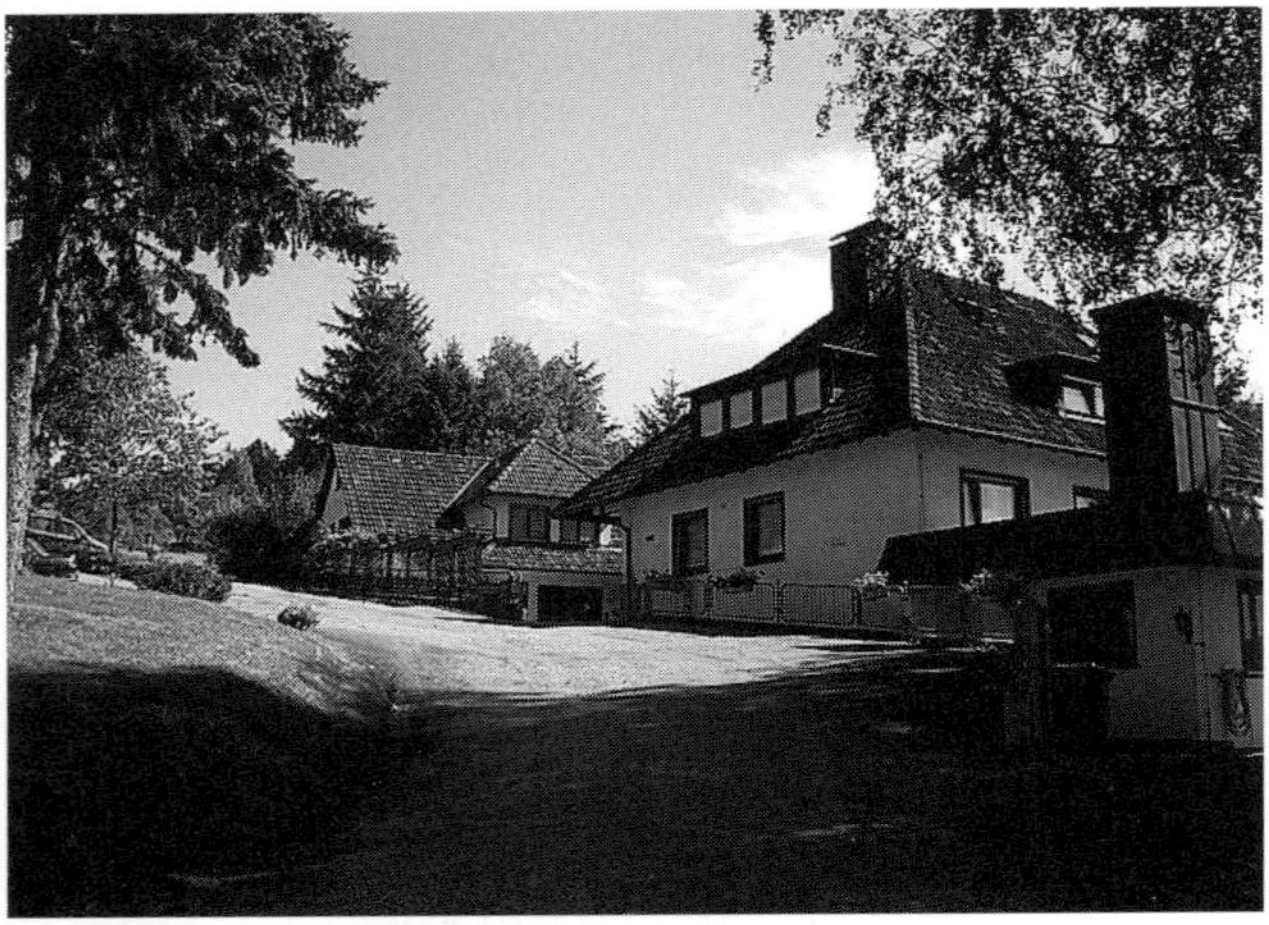
ハウス・マリアフリーデン

Kippes 1930- 臨床パストラルケアセンター理事長）の企画するドイツへのスピリチュアルケア研修旅行での体験でした。

研修旅行の最初の訪問先は、ハウス・マリアフリーデンのエイズホスピスでした。整備不良の影響で飛行機の出発が半日遅れたために、予定のコースがとれなくなり、ハルマーバッハ谷の丘の上にあるエイズホスピスでの滞在が延びて三泊四日となったのです。ここでの出会いが、私の転機になりました。

ハウス・マリアフリーデン（Haus Maria Frieden）は、一九九一年、シュヴァルツバルト（黒い森）の中央に位置するオーバーハルマースバッハに開設された、ドイツで初めてのエイズ患者のためのホスピスです。

ここでは、施設の見学だけでなく、設立者のレクチャーやそこで暮らす住人とともに過ごす時間がたっぷりありました。飛行機の不具合でできた思いがけない時間は、小さな町中を一人で散歩したり、本を読んだり、建物の周囲に植えられた木にたわわに実ったリンゴを食べたりと、旅の疲れを忘れる素晴らしい時間となりました。

エイズホスピスは、病院ではありません。教育関係の仕事をしているディーレ・ケルコビウス（Thile Kerkovius）氏が作られたエイズ患者のためのホスピスです。牧歌的な古い建物ですが、研修棟も宿泊施設もあり、私が日本で知る限りのホスピスとはまったく異なるものでした。小規模で十一の個室があり、そこに住むほとんどの人が長期療養のエイズ患者でした。

私たちを案内してくださったのは明るくて快活な女性でしたが、実は彼女はそこに暮らすエイズ患者だったのです。電動車椅子で丘の上にあるホスピスから町まで全速力で下って行く男性は、「シューマッハ」のニックネームを持つ患者さんでした。ここでは、「患者さん」という表現は適切ではなく、そこに暮らす「住人」という表現が合っているかもしれません。

私たちは、彼らに炭坑節など日本の歌や踊りを披露し、楽しい時間をともに過ごすことができました。そのとき参加した人は軽度の人ばかりではなく、経管栄養をして、リクライニング車椅子でずっと目を閉じたままの人もいましたが、自然とその雰囲気に溶け込んでおられました。

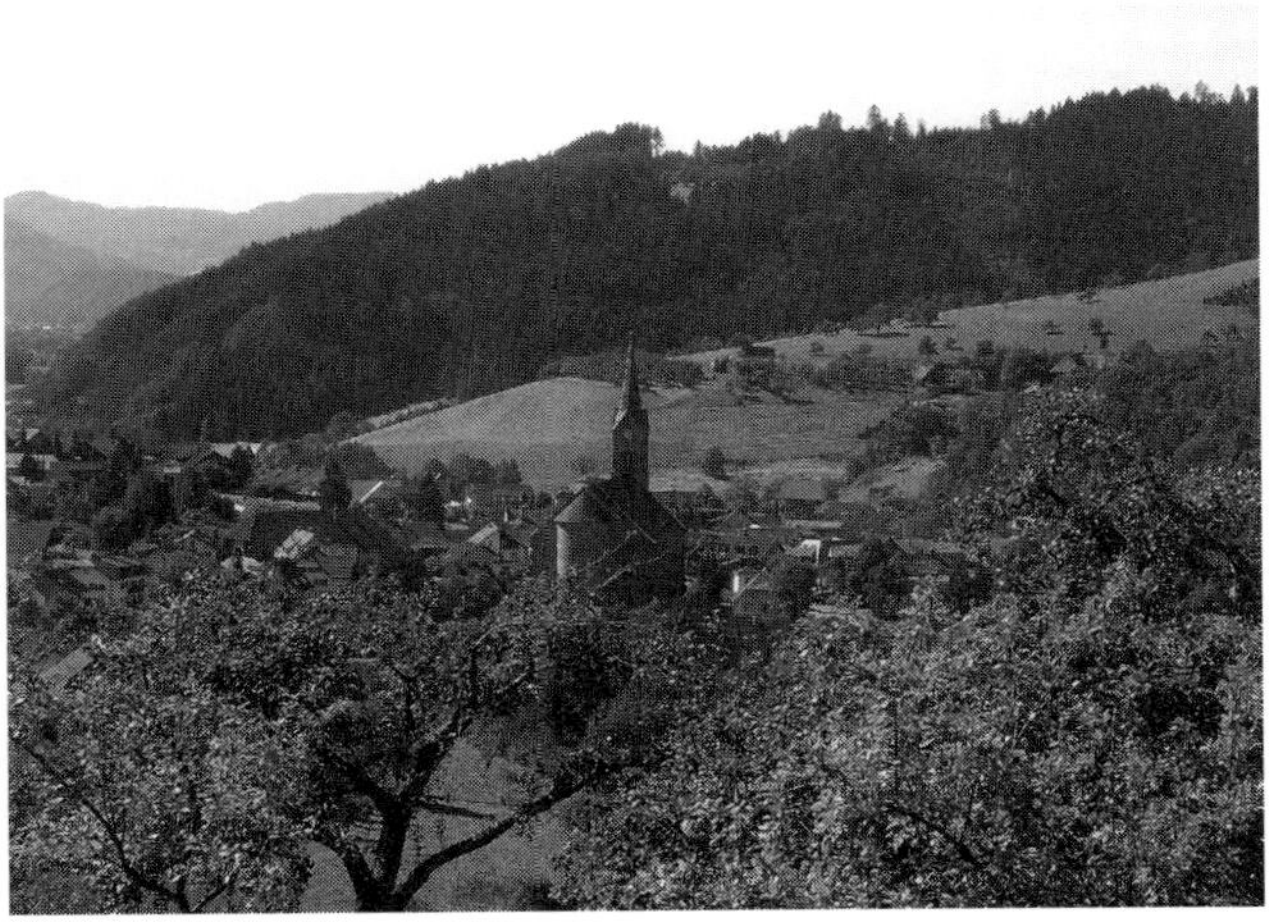
ハウス・マリアフリーデンが建つ美しい村の風景

自分の運命と和解するための場所

訪問した最初の時から不思議に思っていたのですが、滞在期間中あまりスタッフの姿を見かけませんでした。その疑問は、レクチャーを受けて解けました。

「ここでは、誰が管理者で、誰がリーダーであるかは重要ではありません。ここに暮らす人々が主人公なのです」という考えで、暮らしを「管理する」という考えがまったくないことを知りました。そこには、本人の暮らしを支え、自己を癒していくプロセスをともに過ごす伴走者として専門家がいました。穏やかな看取りへのプロセスを伴走するスタッフには、援助する人として何かができる人、何かをする人ではなく、付き添う人としての理念が浸透していました。

この体験を通して、私の中にあったホスピスに対する考えが決定的に変化しました。

施設長であるケルコビウス氏は、マリアフリーデンのホスピスケアについてこう語っています。

「私たちは、とても個人的で家庭的な雰囲気で付き添っています。ここには、動かすことのできない厳格なルーチンワークなどなく、一人ひとりに合わせた日課が設定できるように努めています。ここにいることで回復を約束することはできませんが、人間的で調和のある仲間と共通の体験をしたり、似たような境遇にある人との結びつきを体験し、互いの尊厳を尊重することが可能なのです。ここでは、身体的な介護に始まり、大きなテーブルを囲んでともにする食事や楽しい語らいの場などを通して、人々が自分自身の運命と和解することを助けています。心の安らぎは和解からのみ育まれるのですから」

もちろん緩和ケアの提供はありましたが、それ以上にそこは、厳しい運命にあったエイズ患者が自分の運命と和解することを助け、心の安らぎをもたらしていく、スピリチュアルケアの実践の場でした。

ホスピスケアとは

独立型ホスピスで出会った人

ドイツへの研修旅行に参加した時、私は独立型ホスピスで働いていました。そこには優秀な看護師たちが揃っていて、すべてにおいて手を差し伸べ、患者さんが何も言わなくても行き届いた看護を提供しており、それが当然で、ご家族からは感謝される……、私はそのような中で日々を過ごしておりました。それは、病院で最期を迎える環境としては素晴らしいことではありましたが、部屋で静かに横たわり、何もかも他者に委ねる日々を過ごす患者さんの在り方に、これでいいのだろうかと思う気持ちが私の中にわだかまっていました。

日々失われていく機能に絶望し、横たわっている患者さんを前に、「最期まで生きる支援」とは何か、と思い悩むことが多々あったのです。私には、ホスピスの現場を否定する気持ちではなく、死にゆく人にとっての幸せとは何か、最期まで人として生きるための支援とは何かを考え始めていたのです。

そのころ出会った患者さんが、「私はなんのために生まれてきたのか。苦労するばかりで病気にもなり、生まれてきた意味はなかったのではないか」と、独り言のように話されるのを聞いたことがありました。手厚いケアを受けながらも、自らの死と向き合い、自分が生きてきた意味について自問自答している姿を前に、私は思いを馳せるだけで、黙って話を聴くことしかできませんでした。時折、病室を訪ねては一緒にテレビを観たり、痛み止めを内服するかどうかの葛藤――痛いけれど、痛みどめを内服することが自分に害を及ぼすのではないか、自分でなくなるのではないか――に付き合うということは、看護師として何かをするというより、ただ傍《そば》にいるだけの行為でした。患者さんの葛藤に対して、内服薬の説明をする無意味さがわかり、本人の感じる苦しさの中にともにいることしかできなかったのです。

その方の病状がいよいよ深刻になり、動くことも厳しくなった時に、「松本さん、私はわかったような気がする。私が生まれてきたのはね、人に出会うためだったのよ。あなたに会えてよかった。私の人生はいろいろありすぎてこんな人生無意味だと思っていたけど、人に出会い、人と会話し、ともに過ごす時間があるということが、今、生まれてきてよかったって思えるのよ」と言われました。

自分の運命と和解し、死を受け入れて生きる意味を見出す姿に接して、かける言葉もありませんでした。自分の死を目前にして、人との出会いに感謝し、自分の人生を肯定的に受け止めることができる強さに、心から驚いていました。

「なごみの家」での日々を振り返って思うのですが、すべての人が生まれながらに持っているスピリチュアリティとは、自らと向き合い、自分自身を生き抜こうとする力であるように思います。死にゆく人を気の毒で弱い人と見て、何かしてあげたいと思うことの傲慢さを恥じました。

ホスピスに勤めていたころは毎日、ベッドサイドに立ちながら、どうしたらいいのか、患者さんに何をしてあげたらいいのかばかり考えていたように思います。そこにあるのは、患者さんへの思いというより自分自身への関心であり、ホスピスケアに従事する看護師として未熟さを思い知りました。この患者さんとの出会いにより、私たちにはDoingではなくBeingが求められていることを教えられました。

最期まで生きる姿に私は多くのことを学び、逆にケアされていることを体験し、改めてホスピスケアについて学びなおしたいと考えるようになりました。

緩和ケア認定看護師

彼女との出会いもあって、緩和ケア認定看護師の勉強をしたいと思い、神奈川県看護協会の認定看護師教育課程に週二回、一年間通うことにしました。すでに管理職の立場にいた私ですが、研修生の立場に立ってみて、改めて自分が表面的なことしか見えていなかったという現実を突き付けられました。そこでは、研修生になりきれない私を容赦なく指摘され、厳しく指導を受けました。でも、不思議なことに「もう行きたくない」と思うことは一度もありませんでした。

日常から離れた場所で学ぶことは新しい世界を知ることであり、落ち込みながらも自分が模索している道に希望が持てる楽しい時間でした。何より、サポートしてくれる若いクラスメートがいたのも励みになりました。試験勉強を一緒にしたり、一緒に落ち込んだり、ホスピスケアについて語り合ったりと、異なる職場にいるクラスメートにいろいろな話を聞くこともできました。その時のクラスメートとは今も学会があるたびに連絡を取り合い、時にはメールでケア方法の情報を提供し合ったりしています。苦労をともにすると研修は終えてもそのつながりはつづき、かけがえのない存在になっていくものだと実感しています。

素晴らしい講師の先生方や緩和ケアや看取りについて学び合う仲間がいた研修期間は、自分が今まで実践してきた看護を一つひとつ振り返る充実した機会となりました。

和解のプロセス

研修中の私のテーマは、「死にゆく人とのパートナーシップ」でしたから、臨地実習でもテーマに沿って、死にゆく人とのパートナーシップについていつも考えていました。

実習中に、症状緩和ができているにもかかわらず苦しさを訴える方を担当することになりました。その方のもとに研修生として毎日訪れ、彼女が自らの人生に和解していく過程のいっとき、私はともにいることができました。外泊をしながら、自分の人生の課題と向き合い「背中に羽が生えたように軽くなった」という表現をされた時の彼女の笑顔を今も忘れることはありません。

そしてその方は、「意見や説明をするのではなく、いつも傍にいて笑顔で話を聴いてくれてありがとう。その笑顔に救われたように思う」と研修生の私に言ってくださいました。

ともに歩むということは、相手をありのままを受けとめ、傍らに居つづけること、と教えられました。そして、ここでも和解へのプロセスには、傍らにいる人と安心できる環境が必要であることを学びました。

ホスピスケアは、一般的にがん末期の人が死ぬまでの時間に受けるケアとして認識されているように思いますが、死を待つ人のためのケアではなく、最期まで生きる人のためのケアなのです。その姿を明らかにすることで、暗いイメージを変えることができると思うのです。死を忌み嫌い、死を隠すのではなく、同じ目線でいのちと向き合い、そのプロセスをともに歩む伴走者としてその場にあり、付き添えるホスピスの看護師になりたいと思うようになりました。

さまざまな体験が、マリアフリーデンのエイズホスピスのような「看取りの家をつくれるかもしれない」という希望を自分の中で育てていくことにつながっていきました。

「看取りの家」をつくろう　「神戸なごみの家　雲雀ヶ丘」オープンまで

「雲雀ヶ丘」との出会い

ドイツのエイズホスピスで見たエイズ患者の生き生きとした表情や笑顔、そして人生の主人公としてホームで過ごす姿に心が揺り動かされました。何より、スタッフが前面に出ない支え方を学ぶ機会となりました。そして、「日本にもこのようなホスピスをつくりたい」と心に刻んで帰国して、二年半後に「神戸なごみの家　雲雀ヶ丘」は誕生しました。

マリアフリーデンのようなホスピスをつくりたいと思う気持ちが、宮崎のホームホスピス「かあさんの家」を知ることにつながったのは、自然な成り行きだったように思います。私が「看取りの家」を模索していた時に、すでに、日本でもそうしたヴィジョンをもった人が活動を始めていたのです。現在は、ホームホスピスをつくりたいと熱い気持ちを抱く多くの人が宮崎を訪れ、ホームホスピスの活動は全国に広がっていますが、彼らは私がドイツでエイズホスピスを初めて見た時と同じような衝撃を受け、大きく心を動かされていると思います。

＊

ドイツから帰国した後、ホスピスで働きながらも「看取りの家をつくりたい」と本気で思うようになりました。運営上の採算性やスタッフの確保についてなど具体的なことは何も決めていませんでしたが、不動産関係に勤める知り合いに声をかけ、次々に物件を紹介してもらいました。その中の一軒、神戸市長田区の雲雀ヶ丘に建つ売却予定の家を紹介され、一目で「この家しかない」と思い、購入を決めました。

二階に二十畳ほどの広いリビングとベランダがあり、リビングにはシャンデリアがありました。そこからは前方に家並みと緑の木々、そして遠くに海が見えました。キッチンは東に面して部屋は明るく、太陽が昇るとまぶしいような大きな窓があります。広さも十分でベッドを二台入れても余裕がある個室が確保できて、「ここなら、家族が泊まれる」とすぐに思いました。

ホームホスピスには４ＬＤＫくらいの小規模な民家が適していると思いますが、この家は神戸の人にぴったりだとその時思ったのです。開設した当初は、家のリフォームをする段階の私のイメージが貧困で、普通の家らしくないと感じることもあり、いつかはもう一度リフォームしたいと思いながら過ごしている間に、いつのまにか入居者とスタッフの工夫が重なって温かな居心地のいい家になってきました。

それにしても、高い理想を胸に秘め、大きな希望をもっていたにもかかわらず、あとから思うと「家さえあればできる」という安易な考えで始めたことは自分でも驚きで、その後のオープンまでの苦労は、自分が招いたことだったと今は納得しています。

当時私は、「この家で看取りをする」という自分自身の思いだけで出発していたのです。ドイツでの学びはまったく実践とつながっておらず、そこに計画性も何もありませんでした。元々大雑把な性格もあり、細かくすべてを計画して物事を進めるタイプではありませんでしたから、何事も走りながら考え、困った時にそこで考えるやり方でここまできました。傍で一緒に働く人は大変だったかもしれません。

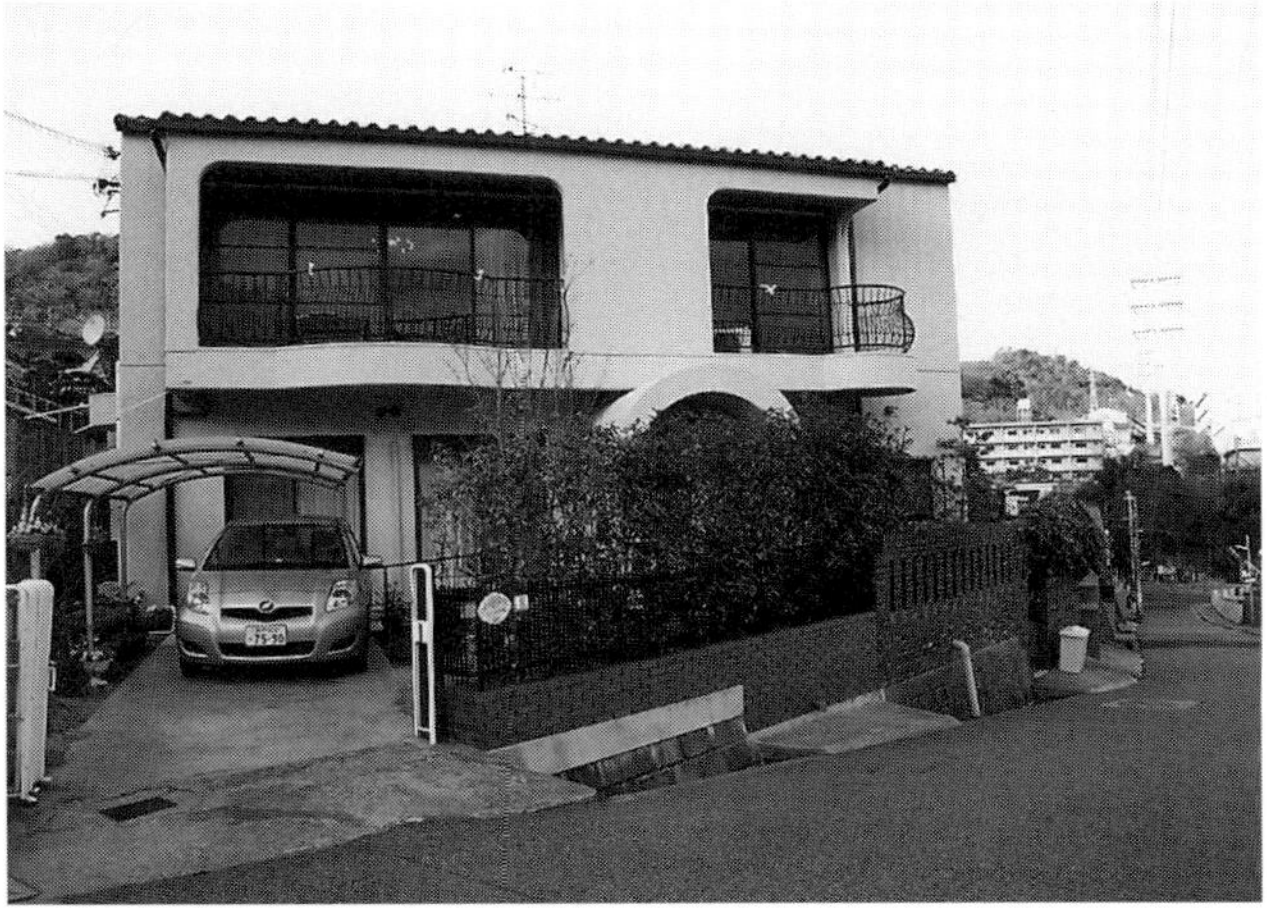
丘の上に建つ「神戸なごみの家　雲雀ヶ丘」

当然、オープンまでには数々の壁が立ちはだかりました。当初、地域の状況や理解を得ることなどまったく考えていなかった私は、それが大きな間違いであったことを住民の猛烈な反対によって思い知ることになりました。長い間病院で勤務し、訪問看護では在宅看取りに関わっていたにもかかわらず、地域住民の「死」に対する感情を知ろうとする気持ちもなく始めようとしていたのです。

地域を耕すことから

宮崎のホームホスピス「かあさんの家」は、地域づくりの一環としてのホスピス運動が始まりで、その過程の中で生まれました。「宮崎にホスピスを」ではなく、「宮崎をホスピスに」というスローガンをモットーに、研究会やボランティア活動、コンサートなどのさまざまな地域に対する啓発活動を通して、地域を耕してきた市原美穂さんたち「ホームホスピス宮崎」は、単に看取りをする場所をつくることではなく、高齢多死時代を迎える我が国での、地域づくりにつながる先駆的な市民活動に取り組まれていました。

今では私自身も「ホームホスピス推進委員会」の一員として、ケアの質を保ちながら、ホームホスピスを全国に広げていくにはどうしたらいいのか、ともに考える仲間となりましたが、出発点はまったく異なるものでした。

最近私は、見学に来られる方には、「地域の状況を理解し、その地域を耕していくための仲間づくりが重要です」と言っているのですが、それは自分の苦い体験から出た言葉であり、運営をしてきた中で実感したことなのです。

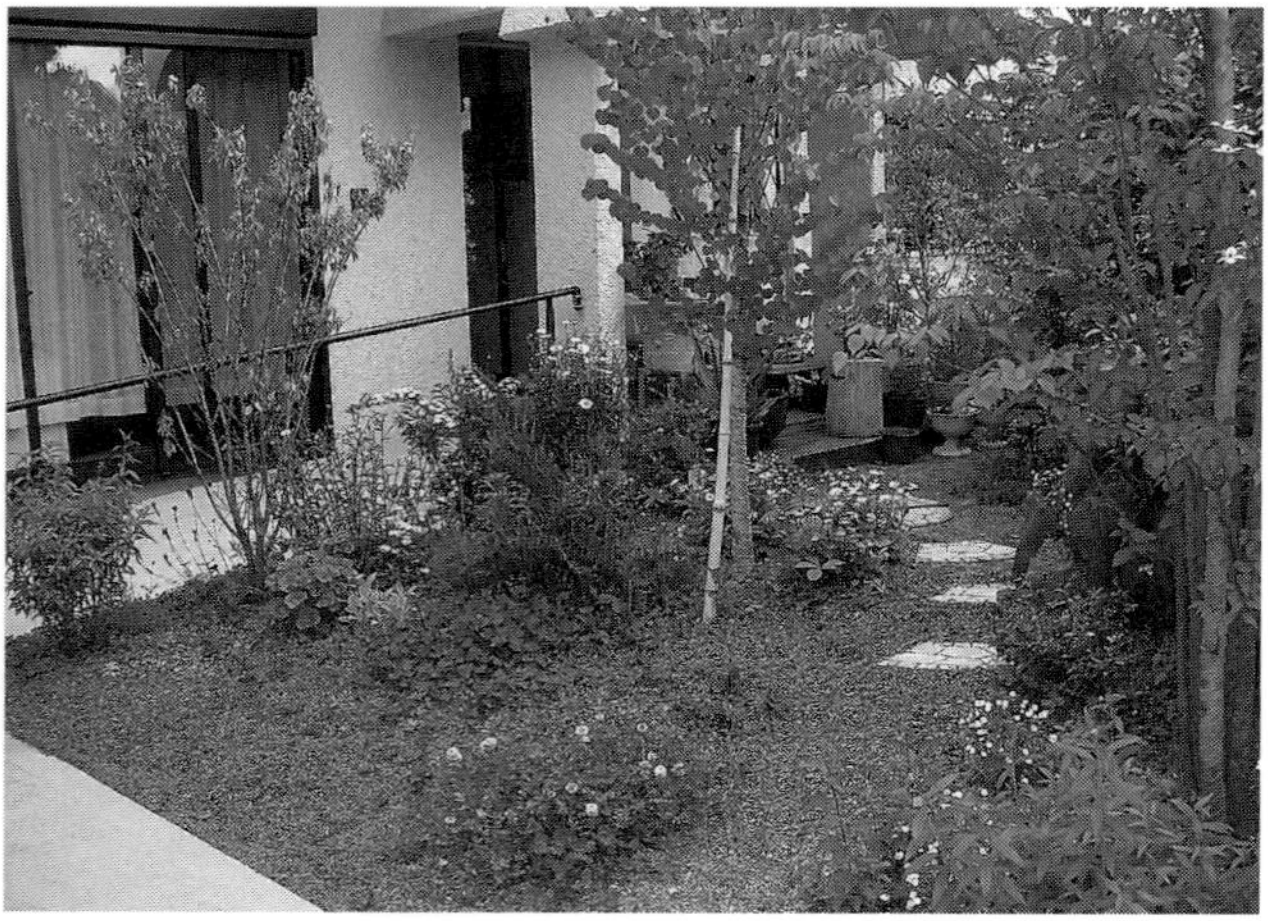
「神戸なごみの家　雲雀ヶ丘」の庭

住民の猛烈な反対に一時は開設をあきらめようかと思った時もありましたが、すでに家を購入してローンの支払いが始まっていたために、私には前に進む道しかありませんでした。その後、さまざまな方の支援によって、予定より半年遅れて平成二十（二〇〇七）年二月、「神戸なごみの家　雲雀ヶ丘」をオープンすることができたのです。開設当時はなかなか受け入れてもらえなかった地域にも少しずつなじみ、今では自治会活動にも参加できるようになってきました。

コミュニティにはその地域独自の文化が根付いており、そこにいきなりホームホスピスを開設するのは暴挙と言っていいかもしれません。今はそれがよくわかります。ハウス・マリアフリーデンのエイズホスピスでさえも、当初その地区では、幾分変わった施設が開設されることへの戸惑いと不安があったようです。地域にとってなじみのない取り組みを始めるには、その地域の理解と協力が不可欠であり、そこに根付いて運営をしていくためには地域を耕す活動が不可欠なことなのです。

例えば、事前説明会はもとより、自治会活動をしている人、民生委員などへの挨拶と説明は欠かせないし、また、開設後も地域の行事や廃品回収などの自治体活動にできるだけ参加することも、その地域になじむことにつながります。私は体験を通して、その重要さを理解できるようになりました。

「神戸なごみの家」は現在、「雲雀ヶ丘」と「西丸山」、「中津庵」と三軒になりましたが、一軒目の「雲雀ヶ丘」の活動が徐々に知られるようになるにつれて支援者も増えていき、私自身も経験を積んで慎重になり、二軒目の「西丸山」からは、はじめに地域の理解を得ること、そしてコミュニティに受け入れてもらうことを大切にし、開設するにあたってそれほどの苦労をすることはなくなりました。

生活用品が足りない！

もう一つ、オープンまでの苦労は経済的なことでした。独りよがりの計画に喜んで賛同し、理事として寄付金を援助してくださった方や家具や生活用品を寄付してくださった方がたくさんいました。

私は家をつくることしか頭になかったので、いざ開設となると日常を支える生活用品がまったく足りず、電化製品、食器やタオルなどをすべて寄付に頼らざるを得ませんでした。私自身の思考の中に、生活をすることに対する認識がないことに自分でも呆れてしまいました。

宮崎の「かあさんの家」は、民家を借りて、その家の住人が使っていた食器から電化製品、テーブルや椅子などの家具をそのまま使うことで経費節減になったと言いますが、そこには生活者としての知恵があったことに気づかされました。家ばかりでなく、生活そのものを継承しているのです。

ドイツでエイズホスピスを見学して深く感動し、納得した私が、その二年半後に「神戸なごみの家」をオープンしたのは無謀とも言える行為だったかもしれません。

しかし現在では、地域に必要な資源として少しずつ定着しているように感じています。何より、ホームホスピスを中心とした活動に従事するようになって、さまざまな人との出会いが人生を豊かにしてくれているのは間違いありません。

「神戸なごみの家」の住人

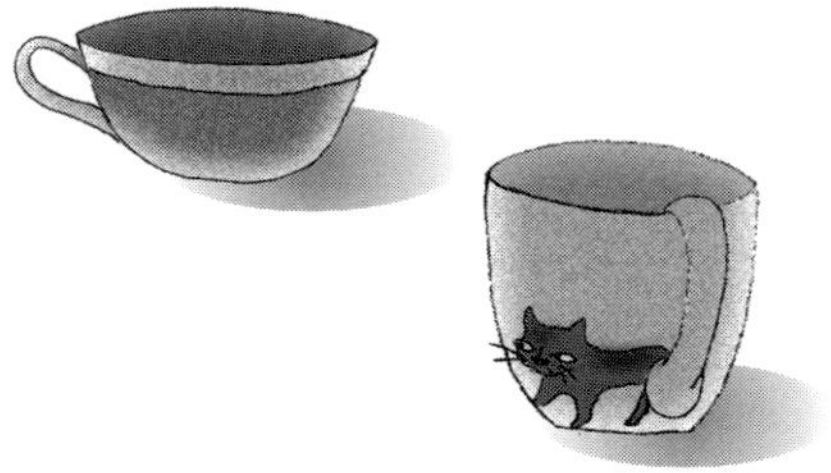

「なごみの家」の暮らしが始まった

とにもかくにも「神戸なごみの家　雲雀ヶ丘」の暮らしが始まりました。私は毎日当直をしながら、昼間は半年前にひと足早く開業した訪問看護ステーションあさんての仕事をしていました。なんとも計画性のない「神戸なごみの家」の始まりでしたが、初めての利用者との出会いから、この七年間に六十七人の方と最期の時間をともに過ごさせていただき、そこでさまざまな物語に接し、大きな感動をいただき、利用者やご家族が私たちを育ててくださっているということを日々実感しています。

今、多くの見学者が訪れ「大変でしょう。よくやっていますね」と労《ねぎら》いの声をかけてくれますが、私自身はそれほど大変という実感はなく、毎日、丁寧に日常生活を過ごす中で新たな発見や気づきがあり、そこでは泣くことよりもみんなと一緒に笑うことのほうがずっと多いようです。

利用者にとっても、残り少ない人生をそんな笑顔に囲まれて過ごすことが、残された課題と向き合う勇気となり、人生と和解し、穏やかな心で死を迎えることにつながっていくようです。その姿を見ていると、ありきたりの日常生活こそが死にゆく人にとって大切であることを教えられます。

二人の男性

十分に生きた

オープン初年度の入居者は、主にがん末期の方ばかりでした。第一号の利用者田中三郎さんは八十歳の男性で、肺がん末期で予後三カ月と診断されていました。それでもがんによる痛みはなく、コーヒーが大好きで、戦争をどのように乗り越えたかという話をよくうかがい、「若い者がしっかりしないといけない」、「まだまだ死ねない」というのが口癖でした。ドイツ語で歌ってくれた「ブンガワンソロ」が懐かしく耳に残っています。

車椅子で「なごみの家」に来られて二カ月後には、歩行器を使用して自分でトイレに行けるようになるくらい頑張られ、デイサービスにも「嫌だけどリハビリのために行く」と自分に課題を課して取り組まれていました。淹れ立てのコーヒーは一度もほめてもらえませんでした。「美味しいコーヒーを淹れました」と言って持っていくと、「まあまあやな」というのも口癖でした。前立腺肥大もあり、夜になると三十分おきに呼ばれるのですが、朝になると「昨夜はよく寝た。あんたも休めたか」と気遣ってくれました。そんな時は、「はい、三十分間隔でよく寝ました」と返事すると満足そうに頷かれ、そのあとは二人で笑う、そんな何げない日常の会話にも、他者への気遣いが感じられました。

「人生まあまあでいいんやで、まあまあがいいんや。もう十分生きた」。田中さんが何も口にできなくなり、最後にコーヒーを勧めた時の言葉です。住人が「十分生きた」と言って人生の幕を下ろすことが

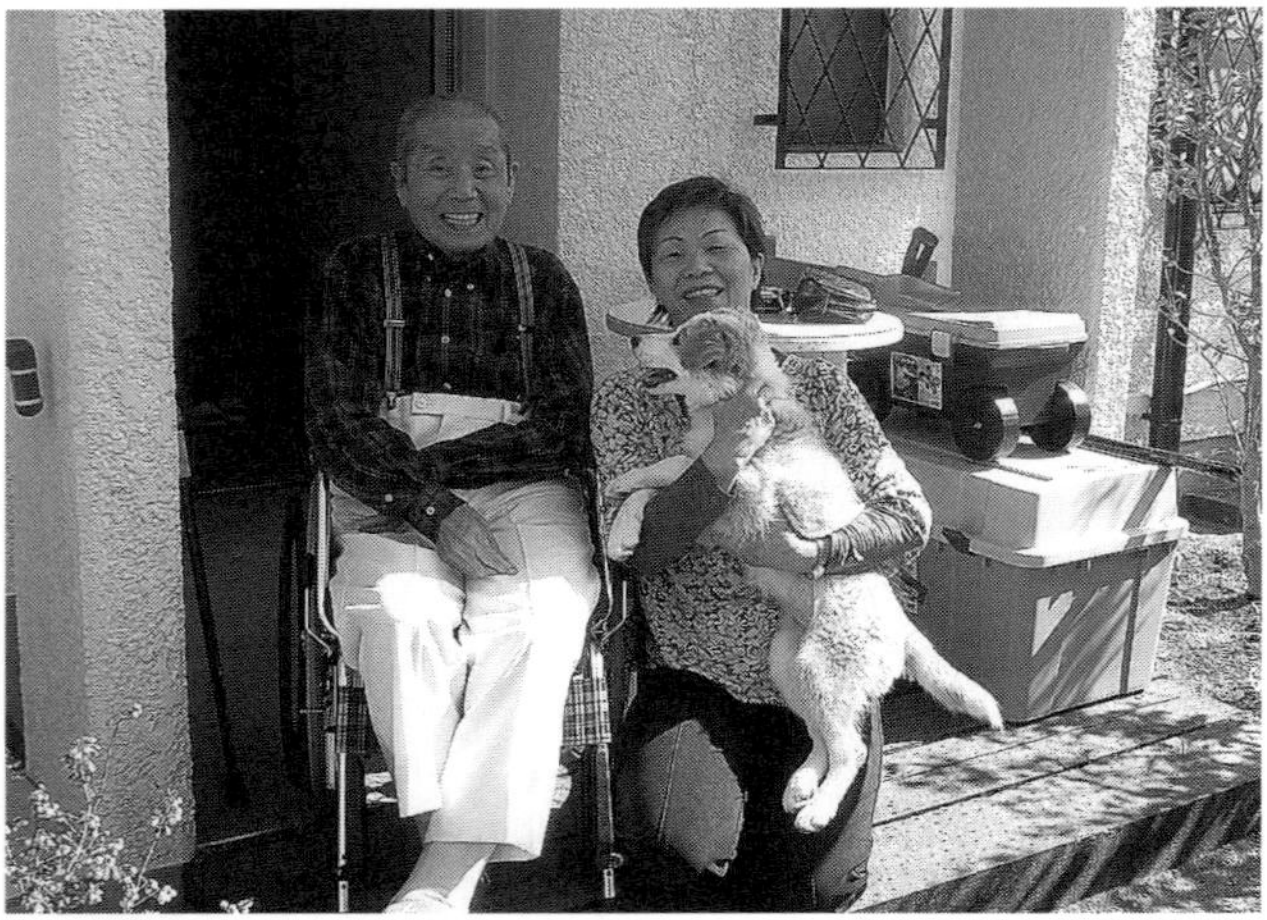
最初の住人・佐田さんとペットの姫を抱いて

できるまで、その大事な時間をともに暮らす者として自分たちがあるということを改めて心した大切な思い出です。

死の間際に「十分生きた」と言える田中さんは素晴らしいと思いますし、私自身も最期は「充分過ぎるくらい生きた」と言って人生の幕を下ろしたいと思います。それは年齢に関係なく、自分の人生に納得した人の言葉ではないか、あるいは、自分の人生と和解できた時の言葉ではないでしょうか。

家長のように

同時期に住人であった佐田三郎さんは七十代、肝臓がん末期で、脳梗塞後遺症による右半身の不全麻痺がありました。それでも排泄のために私たちを決して呼ぼうとせず、物音でそれと気づき走って行くと廊下で車椅子からずり落ちていたり、トイレの手すりにつかまってよろけていることがよくありました。

「この寒いのに廊下で寝る予定ですか？」と尋ねると、頭を掻きながら「へへへー」と笑う様子は、まるでいたずらを見つかった男の子のようでしたが、その反面、家長のように威厳のあるところを見せてもらうこともありました。

ある晩遅く、がん療養中の近所に住む女性から「不安で眠れない」と電話がありました。そのことを話すと、「留守番しているから行って来い」と送り出してくれました。わずか十分ほどでしたが、その女性をお連れして帰ると、車椅子に座って玄関の前で番犬？　いや番人のように怖い顔で留守を守る姿がありました。そして「お帰り、早かったな」と言って、私とその女性を迎えてくれました。なんとも頼もしく、一家の主《あるじ》という雰囲気で嬉しかったことを覚えています。

佐田さんが白いズボンにサスペンダーをつけてデイサービスに出かけ、決して人の世話になろうとせず、こっそりトイレに行ってはこけている姿は末期がんを患っている人とは思えませんでした。

田中さんも佐田さんも、死を思って日々を過ごすのではなく、他者を思いやり、自分の力の及ぶ限り自分らしく生活しておられました。その姿は懸命に頑張っているというよりは、自然体で淡々と日常を過ごしておられるように見えました。

二人ともに礼儀や時間には厳しく、さすがに戦前・戦後の厳しい時代を乗り越えてきた世代の人でした。スタッフは度々立ち居振る舞いなどについて指導を受け、私も「職員教育がなっとらん」と叱られたことがあります。でもそれは、この家を大事に思っておられ、諭《さと》さねばという年長者の言葉でした。

ところで、同時期に住人であった佐田さんと田中さんは、親しい間柄にはなりませんでした。決して一緒に食卓を囲むことはなく、いつも顔を合わせないように過ごされていました。無理に仲良く過ごす必要はないわけですが、同じ屋根の下で暮らしながらも別々に行動する二人の姿は、どこか張り合っている様子があり、微笑ましくもありました。

田中さんはご家族に看取られて亡くなられ、佐田さんはご家族がいらっしゃらない早朝に一人逝かれました。娘さんにお電話をすると「今、父が枕元に来ていました。お別れだったのですね」と言って納得されたのですが、ともに静かな旅立ちでした。

こうして、「なごみの家」の暮らしが始まったのですが、楽しいことばかりではなく、失敗や苦い体験もあり歴史が刻まれていくことになります。まさに、人生そのものです。

たくましい女性たち

庭の花の一輪挿し

「なごみの家」は、何故か女性ばかりの時期や男性ばかりの時期があります。どちらかと言えば、女性のほうが多いようです。

六十歳から八十歳代までの女性で、がんを患う人ばかり入居されていた時がありました。

最初に入居された田中さんと佐田さんは親しい関係を築かないでそれぞれが自分流に過ごされていましたが、女性たちは若いころのボーイフレンドの話や初恋の思い出話にしばしば花が咲きました。食後は、お茶を飲みながら笑い声の絶えない時間となり、私たちスタッフを楽しませてくれました。

市川栄子さんは八十歳代の女性。すい臓がんと認知症がありましたが、背筋をしゃんと伸ばして毎日お花を活ける姿には気品があって、言葉使いも丁寧でこちらが恐縮してしまいそうでした。食事の時間になるときれいにお化粧をして、服も着替えて、ハンドバッグを持ってリビングに入って来られました。ホテルに滞在中と思っておられたようです。「あなたはいいわね、色が白くて。私は子どものころから色黒で女らしくなく、出会いもなかったわ」というのが口癖でした。

認知症はありましたが、「年齢的に死ぬことに不足はないけど、娘がまだ独身なのよ。私は病気になったら娘がこうして『なごみの家』を探してきてくれたけど、娘が将来病気になったら、誰がこのような家を探してくれるのかしら。そう思うと私は死ねないの」と、娘を案じる時には母の姿がありました。

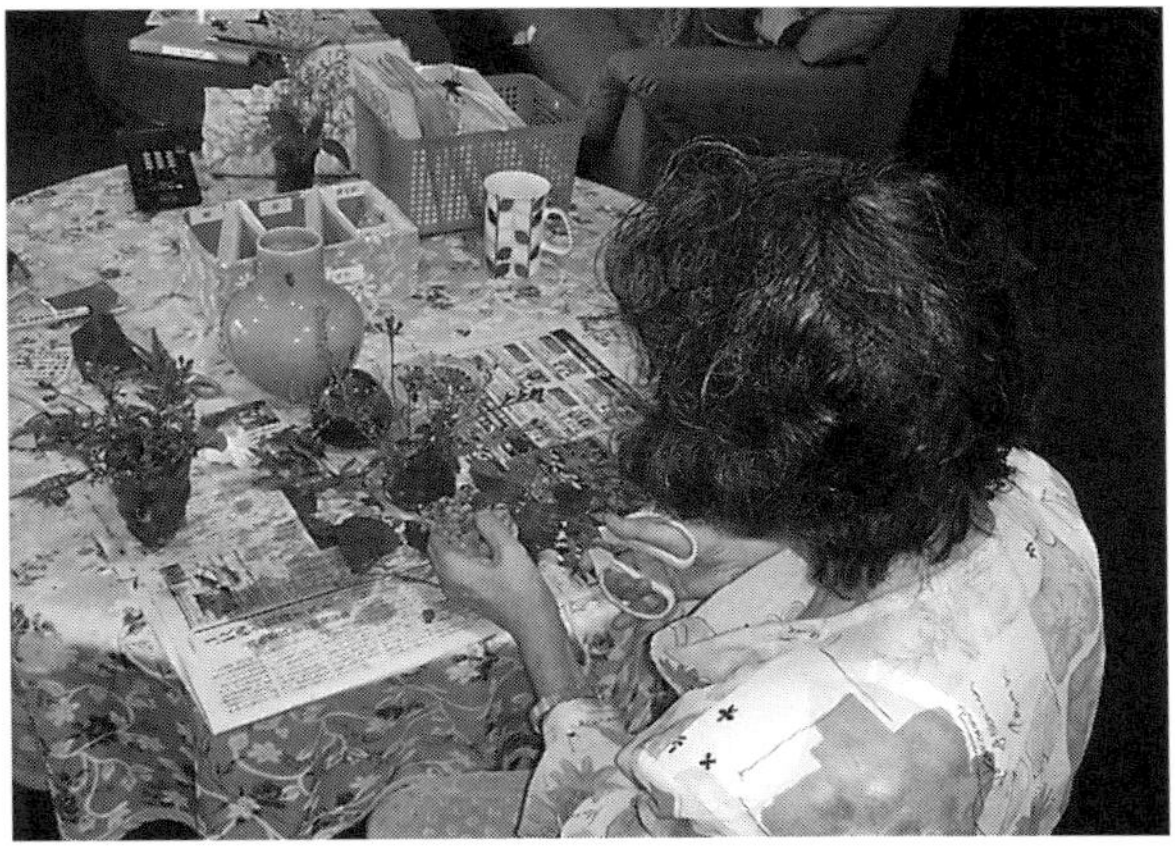

庭の草花をアレンジして活ける市川さん

毎朝、庭から花を摘んできて、各部屋にある一輪差しの花を活け替えることが彼女の日課でした。花が咲かない時季には、葉っぱをアレンジして見事に活けてくださいました。ある朝、庭にいるはずの市川さんの姿が見えず、スタッフともども慌てたのですが、本人は近くで花を探しておられたようで、にこにこしながら摘んだ草花をもって帰ってこられました。その後も市川さんはお花を求めて黙って出て行かれることがありましたが、ハラハラしたのは最初だけで「なごみの家」が見える範囲でお花を探しておられることがわかったので安心しました。

市川さんの日課は「なごみの家」に残り、彼女が亡くなって三年以上経った今でも、全部屋の一輪差しには庭の花が活けてあります。

「なごみの家」では、お正月以外はお花を買うことはありません。市川さんに倣《なら》って、スタッフが庭の緑を活けてくれるからです。

「なごみの家」の壁には、住人たちが残してくれた切り絵や俳句などが飾られています。ここで暮らした人の習慣や趣味が、彼らが亡くなったあとも引き継がれていくことは、その人がここで生きた証であり、暮らしをともにした方の心がこの家のどこかに宿っているように感じられて励まされます。

日々をともに過ごすうちに認知症を患っていることはまったく感じられなくなった市川さんでしたが、その後もがんと認知症を患う人の入居はつづきました。認知症があるから介護に苦労するということはほとんどなく、いつの間にか「なごみの家」の暮らしに溶けこみ、自分の役割を見つけ、スタッフを助けてくださっています。

このころに、同じく住人となった堀田栄子さんは、長年心に重荷を抱えておられました。市川さんとはいつも一緒に食事をしたり、お茶を飲んでリビングで過ごしておられましたが、最初から仲が良かったわけではありません。ともに暮らすようになってしばらくすると、お互いに相手に関する愚痴が出るようになってきました。

「食事の時に帽子をかぶるのはお行儀が悪い」とか「女性が大きな声で話をするのははしたない」と言われて育った市川さんのことを、堀田さんは教養が高くて気どった人という印象を持っていたようです。「市川さんとは気が合わない」と言われることもありました。そのくせ二人はいつも一緒でした。「なごみの家」では、食事は無理に一緒に食べずに自分の部屋で食べてもいいのですが、不思議と二人一緒に食卓につかれるのです。

堀田さんは、気持ちに余裕がなかったように思いますが、市川さんに嫌なことを言うことは決してなかったので、私たちは二人がどう過ごすかはご本人たちに任せて、そーっと見守っていたのです。そうするうちに、いつのまにか仲良しになっておられました。

自分史を書く

堀田さんは、「なごみの家」で生活するようになって以来毎日、息子や嫁に対する不平、病院への不満などの愚痴をこぼし、それは時に二時間にも及びました。私たちは、長年の思いをいっぱい語っていただこうと思い、黙って話を聴きつづけました。そして、どうしたら堀田さんの心にある荷物を下ろすことができるのか考えました。

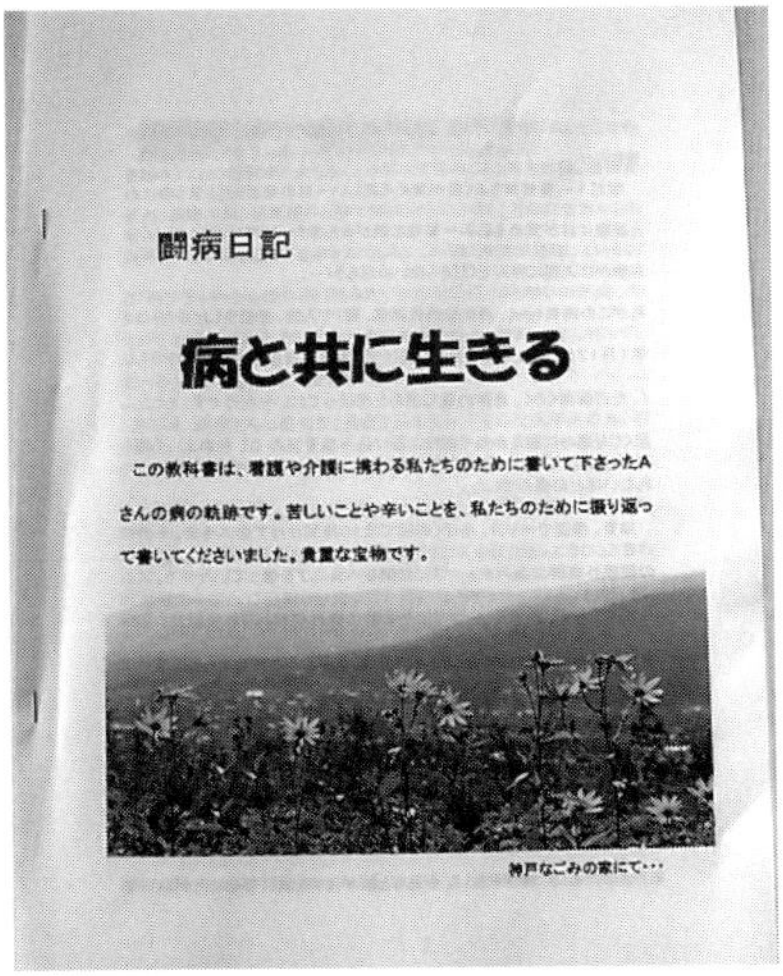
闘病日記
病と共に生きる
この教科書は、看護や介護に携わる私たちのために書いて下さったAさんの病の軌跡です。苦しいことや辛いことを、私たちのために振り返って書いてくださいました。貴重な宝物です。
神戸なごみの家にて・・・
堀田さんの闘病日記

いろいろ考えた末、病気で苦しむ人がどんな思いをしているのかをみんなに教えてほしいと頼み、堀田さんに自分史を書くことを提案しました。そして、すぐにパソコンを準備しました。堀田さんは七十歳を越えていましたが、長年熱心に仕事をしておられたこともあって、パソコンを使うことにも抵抗がなかったようで、私たちの提案を受け入れてくださいました。喜んでおられたかどうかは今となってはわかりませんが、病気になってつらかったことなどを、あっという間に書き上げられました。

堀田さんの闘病日記は意外にも、「息子よ、よくぞ私にパソコンを教えてくれた。ありがとう」という感謝の言葉から始まっていました。よく「情けない」と愚痴っていた息子さんですが、彼女が六十五歳の時にパソコンを教えてくれたのだそうです。それから、がんと診断された後のこと、手術時の痛みや再手術、再発、また手術を繰り返す中で何も食べられなかったつらさ、そのころを振り返り、「生きていることをやめたかった」と書かれていました。つらい症状を訴えても、「がんばれ」や「前向きに生きるように」と諭される、「誰もわかってくれない」という孤立感、口惜しさ、「早く死にたい」、「朝、目が覚めるとまた今日も生きていた」とさえ思う日々を過ごすうちに、いつのまにか笑顔が失われ、自分でも嫌な女と自己嫌悪になっていたことなどが綴られていました。

そんな堀田さんにとって、「なごみの家」に来て痛みがとれたと感じられたのは大きな救いだったようですが、そこには環境が大きく影響していたように思います。病気によるさまざまな症状は本人の主観的な感じ方によるところが大きいのですが、主治医とも話し合ってなんとか痛みをとることに努めました。同時に心にたまった堀田さんの話を聴くことで、使用していた薬は変わらないのに痛みが緩和されていきました。

自由な環境により体の緊張がほぐされ、心にたまった思いを話すことで良い方向へ変化できたように思います。人の心と身体はつながっていますから、心のつらさが要因で痛みが増幅されても不思議ではありません。

堀田さんから繰り返し同じ訴えを聞くうちに、私たちが知らず知らず医学的な解釈だけで相手の痛みや苦しさを見ていることがあるかもしれないと、改めて自分たちの日ごろのケアを振り返る機会となりました。

堀田さんの闘病日記には、病院で不用意にかけられた言葉によって傷ついたことは書かれていましたが、子どもへの愚痴はまったくありませんでした。「堀田さん、とてもかっこよく、いいことばかり書いてあるけど、これでいいの？」と訊ねると、「だって、たいがいの本にはいいことしか書いてないし、変なことを書いたら後でかっこ悪いでしょう」と返ってきた言葉に、二人で思わず笑ってしまいました。

価値のない人間

堀田さんは他の人と楽しく談笑している時と、眉間《みけん》に皺《しわ》を寄せて何かを思いつめている時との間に大きな差があり、それが内心の苦しさを物語っているように思えました。そんな堀田さんが、少しずつ体が弱って、トイレに行くことも難しくなってきたころの会話が印象に残っています。

堀田　「松本さんはどうして価値のない人間ばかりを集めて世話をする仕事をしているの？」
松本　「価値のない人間って？」
堀田　「トイレも自分で行けないし、人の世話になるばかりの人間よ」
松本　「堀田さんは人の価値ってどんなふうに思うてるの？」
堀田　「バリバリ働いて社会の役に立つことよ」

松本「そうか、そうやね。よくがんばってきたもんね。……（しばらく沈黙）。でも、人はみんないつかは弱って、誰かの世話を受けるようになると思うけど、それは価値のないことなんかなあ？私はね、世の中には、生まれつき体が弱くて一人ではよう生きられん人もいるけど、その人たちから教えられることがいっぱいあると思うてるの。闘病日記の中で、堀田さんは自分の体験を通して私たちにいろいろ教えてくれてるでしょう。苦労はあってもいのちがある限り生きていることが価値あることだと思うてるって。それってすごいなーって思ってね。そういう人たちに出会えるからこういう仕事をしているんやと思う」

堀田「私は、これまで懸命に働いて、家庭も二の次にしてきた。人間の価値について、私の考え方が間違ってたん？」

松本「これまでがんばっていい仕事をしてきたのは、堀田さんの『社会の役に立ちたい』、『いい仕事をしたい』という思いがあったからでしょう。間違ってはないと思うけど」

堀田「この歳になって自分の価値を考え直すとは思うてなかった……」

そしてこの会話の後、彼女は黙ってしまいました。

闘病日記には、他の皆さんと楽しく談笑している時も、役に立たない自分が「こんなに楽しく、幸せでいいのかと思っていた」と書いてありました。堀田さんは、ずっと胸に苦しさを抱えていたのです。

残された時間があと数日かと思われたある日、もう何も食べられない堀田さんが、以前から好きだった「カップラーメンのスープが飲みたい」と言われました。ちょうど息子さんご夫婦が来ていたので、

「少ししかいらないのでもったいない」という堀田さんに、「残しても大丈夫、麺は息子さんとお嫁さんが食べてくれるから」と言って準備しました。息子さんたちも喜んで「一緒に食べよう」と言ってくださいました。

この時間は、堀田さんと息子さんご夫婦にとって最期の時間になると思ったので、私は三人を残して部屋を出ました。一時間ほどしてリビングへ来られたお嫁さんが「母が〝ありがとう〟って言ってくれました。私は何もしてあげなかったのに」と満面の笑みを浮かべて言われました。息子さん夫婦が帰られた後に堀田さんの部屋に行くと、こちらも笑顔で、「初めて嫁の笑顔が可愛いと気がついた。あんなに可愛い顔していたのに今まで見ようともしていなかった」と言われ、それから、自分がこれまで胸の奥深くに隠していた思いを語ってくれました。

人生との和解

それは、ご主人の自死のあと親戚の態度が冷たいと感じたこと、そして何より夫を救えなかった自責の念でした。堀田さんは、自分に起きた苦しい出来事について話しながらも表情は明るく、「みんな、その時は一所懸命だったからね」と独り言のようにつぶやかれるのを、私はただ黙って聴いていました。そして、堀田さんが、やっと心の重荷が下ろせたように思いました。誰にも言えず苦しんで苦しんで、病気とも闘いつづける堀田さんの眉間には、いつも深い皺がよっていました。夜になると、「呼んだ時以外は、部屋には来ないでほしい」と、一人で自分の苦しみに向き合って過ごされていたのです。

死を目前にして、自分の未解決だった問題に向き合い重荷を下ろした堀田さんは、その後数日で旅立たれました。息子さんやお孫さん、親戚の方々に見守られた静かな最期でした。

人生の終わりに自分との和解を遂げるためには、安心できる環境とありのままの自分を受けとめてくれる人が寄り添ってくれることが大切です。そのことをドイツのエイズホスピス、働いていたホスピス病棟、実習先の緩和ケア病棟、「なごみの家」、それぞれの場所で出会った人たちから繰り返し教えられてきました。

「なごみの家」では、一人ひとりの習慣や価値観、希望を尊重して、暮らしに関わる細々《こまごま》としたことを、丁寧に整えることを大切にしています。同じ屋根の下にいても、過剰にプライバシーに立ち入ることもなく、そっと見守りながらいつでも手を差し伸べる距離感を保ちながら傍らにいる、これは小規模の家でともに暮らすホームホスピスの良さでもあると思います。

ところで、市川さんと堀田さんはお互いに合わないと言いながら、いつも一緒に過ごされていたのは、何故でしょうか。お互いに恵まれた人生とは思えない過去を抱えて、惹かれ合うことがあったように思うのですが、いつか再会することができれば訊いてみたいと思っています。市川さんも、堀田さんも「なごみの家」のことを覚えていてくれるでしょうか。

事故を防ぐ

この時期、危うい雰囲気を変えてくれた渡部洋子さん（八十歳）の存在には、本当に救われました。がんが脳にも転移していたのですが、いつも笑顔で「私の初恋の人はハンサムでかっこよかった」と同じ話を繰り返し、それが音頭取りになって食事が終わっても、みんなテーブルを囲んで自慢話に花が咲きました。その話では、皆さんがハンサムな人と恋愛をしていたようですが、残念ながら一度も写真を見せてもらえませんでした。

その渡部さんが、私たちが目を離したわずかな隙に一人で歩いて転倒し、大腿骨を骨折してしまいました。緊急入院後手術を受けたのですが、早々に「なごみの家」に帰ってこられました。入院中も「なごみの家に帰る」と繰り返し、看護師さんから「すっかり自分の居場所になっておられますね」と言われました。私たちも一日も早く帰ってきてほしいと願っていたので、退院できたことを喜び、一緒に過ごしていた住人も口々に「おかえりなさい」と言い、みんなで彼女の帰宅を喜び合いました。

渡部さんは、退院後も初恋の彼の話で私たちを楽しませてくれましたが、そこには以前のような元気はなく、その後数か月で永眠されました。

高齢者にとっての入院は、手術や対処療法で局所的な病気の治癒のためであっても、全身状態にあたえるマイナスの影響は想像以上に大きいと改めて思いました。

病院に入院すると抑制されたり、ミトンをはめられて自由が奪われるという話をよく聞きますが、現在の病院の態勢ではやむを得ないかもしれません。とにかく事故がないように、安全第一が最優先になれば抑制は当然と考えられているのは、とても残念なことだと思います。

小規模のホームホスピスですが、抑制したり、ベッドに寝かせきりにしたりしない限り、細心の注意を払っていても渡部さんのような事故は今後も起こり得ることでもあります。私たちは、それをなんとしても避けなければなりません。この時は、キーパーソンであった甥御さんからは苦情を言われることはなかったのですが、ご本人の受けた苦痛を思い、私たちはその場面を克明にレポートして残し、スタッフみんなで共有して反省と対策を話し合いました。

ホームホスピスは小規模ですから、六人ぐらいの住人にスタッフは二人か多くても三人ぐらいです。そのため、日ごろから細かく気を配り目を離さないようにしていますが、それでもちょっとした隙に事故は起きてしまいます。渡部さんの事故の後も、住人がベッドからずり落ちるようなことがあり、ベッドの周囲に布団を敷きつめて予防に努めたりと、いろいろ知恵を絞って策を講じています。

私たちにできることは、何か予測せぬことが起きたらその時その時、どんな小さなことでも疎かにせずにきちんと対応して、原因と今後の対策を考えることです。これまで起きた小さな事故も、もう少しスタッフが配慮することで予防できたこともありました。「忙しいから仕方がない」と済ませていると、事故は繰り返されると思います。私たちがよく使う「ケア」という言葉は「配慮」でもあります。

新たに住人が入居される時は、あらかじめ「なごみの家」では抑制したり寝たきりにしたりはしないという方針をお伝えしていますが、やはりそこが一番神経を使い、気を配るところです。

「神戸なごみの家　西丸山」のこと

坂の上の小さな家

平成二十五（二〇一三）年三月、ホームホスピス「神戸なごみの家」の二軒目となる「神戸なごみの家　西丸山」がオープンしました。洋風の二階建ての家「雲雀ヶ丘」とは趣がずいぶん違う小さな平屋の家です。

この家を初めて見た時、緩和ケア医である森本先生が「宮崎の『かあさんの家』みたい」と言われました。一度も「かあさんの家」を見たことがない先生が、「かあさんの家」に似ていると思われたのは、本で読んだり話を聞いたりして、先生の中でイメージがあったのだと思います。でも、私も同じように思いました。

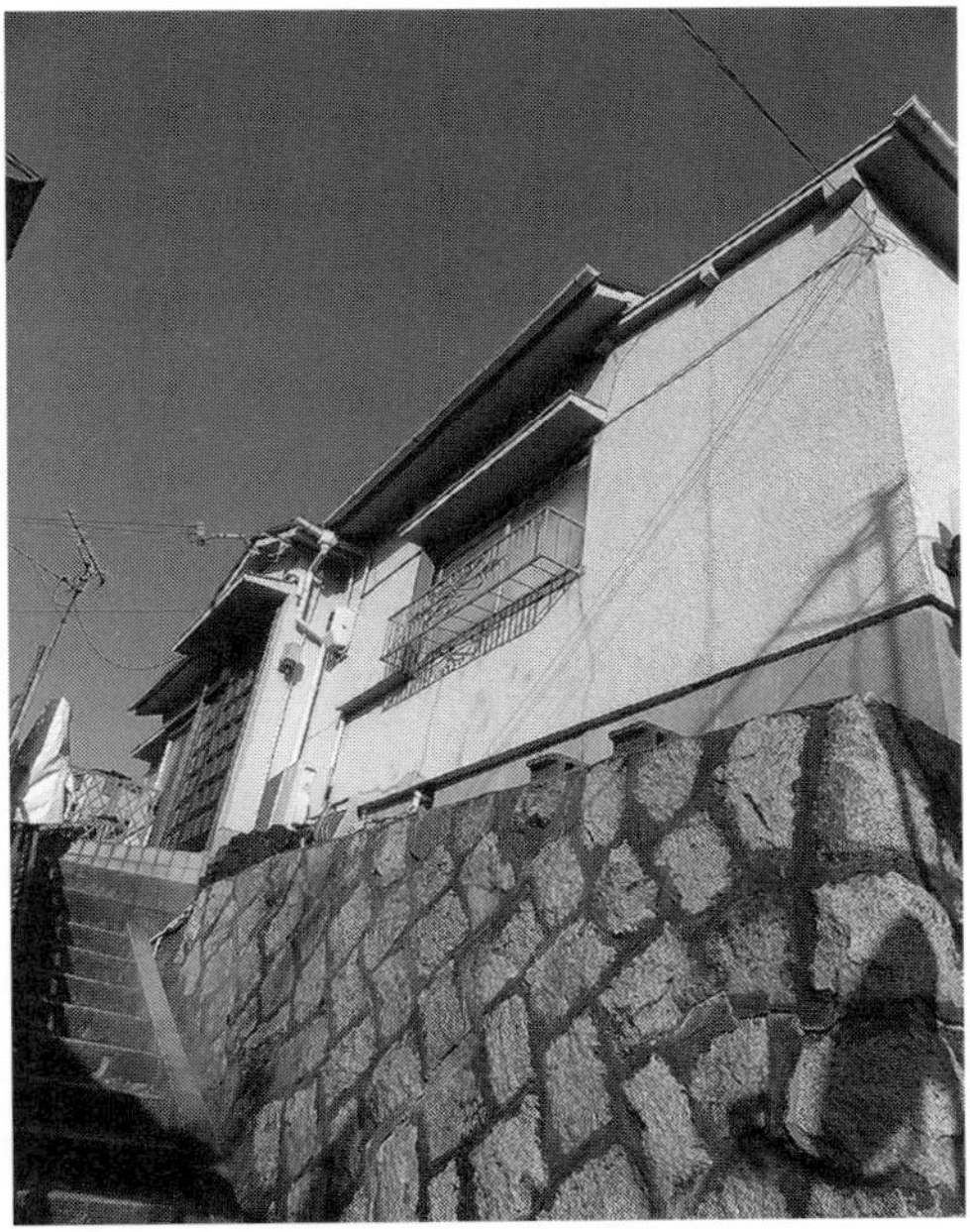

「神戸なごみの家　西丸山」の玄関につながる階段

この家にたどりついたのは、森本先生が訪問診療され、私たちが訪問看護に行っていた患者の谷村さんからの紹介でした。病状が深刻化していく中で「もう一度仕事がしたい」と言っていた谷村さんは、言葉数は少ないのですが、仕事のことになると熱のこもった話をされる建築業をされていた六十代の男

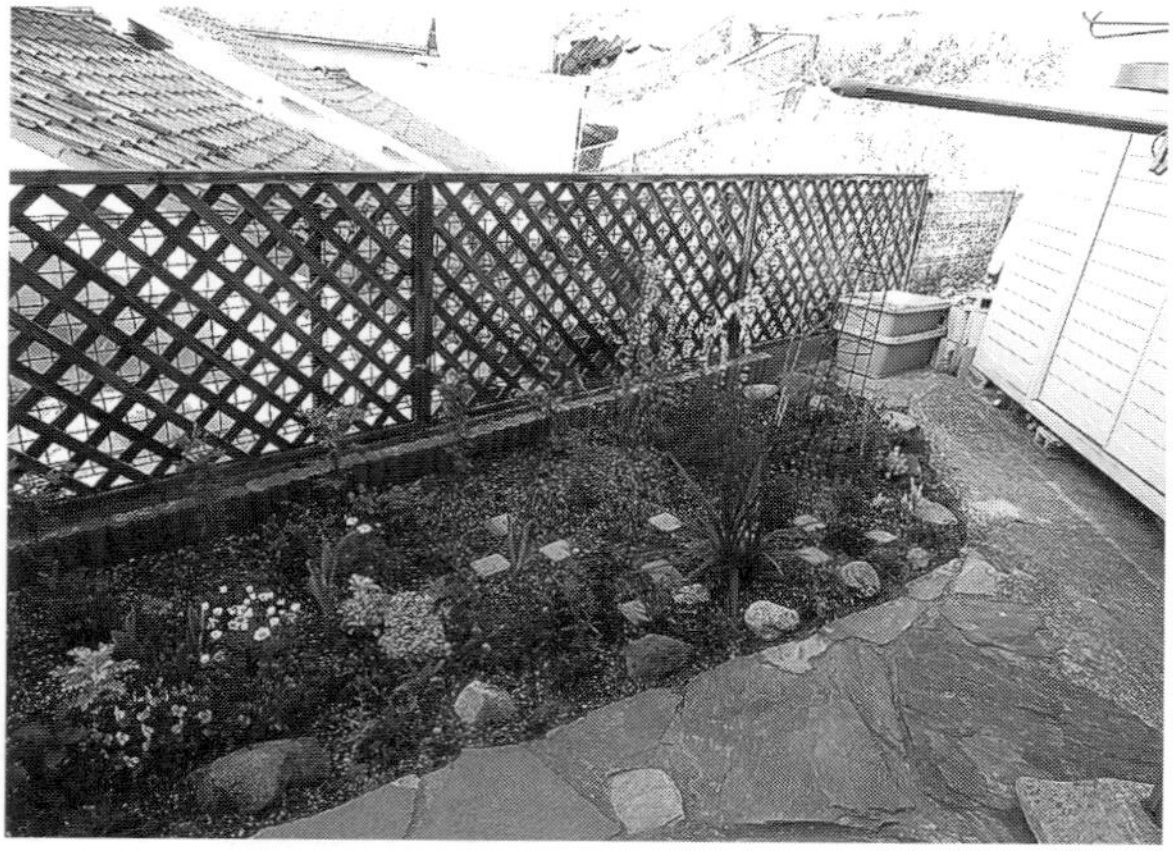
「西丸山」の庭

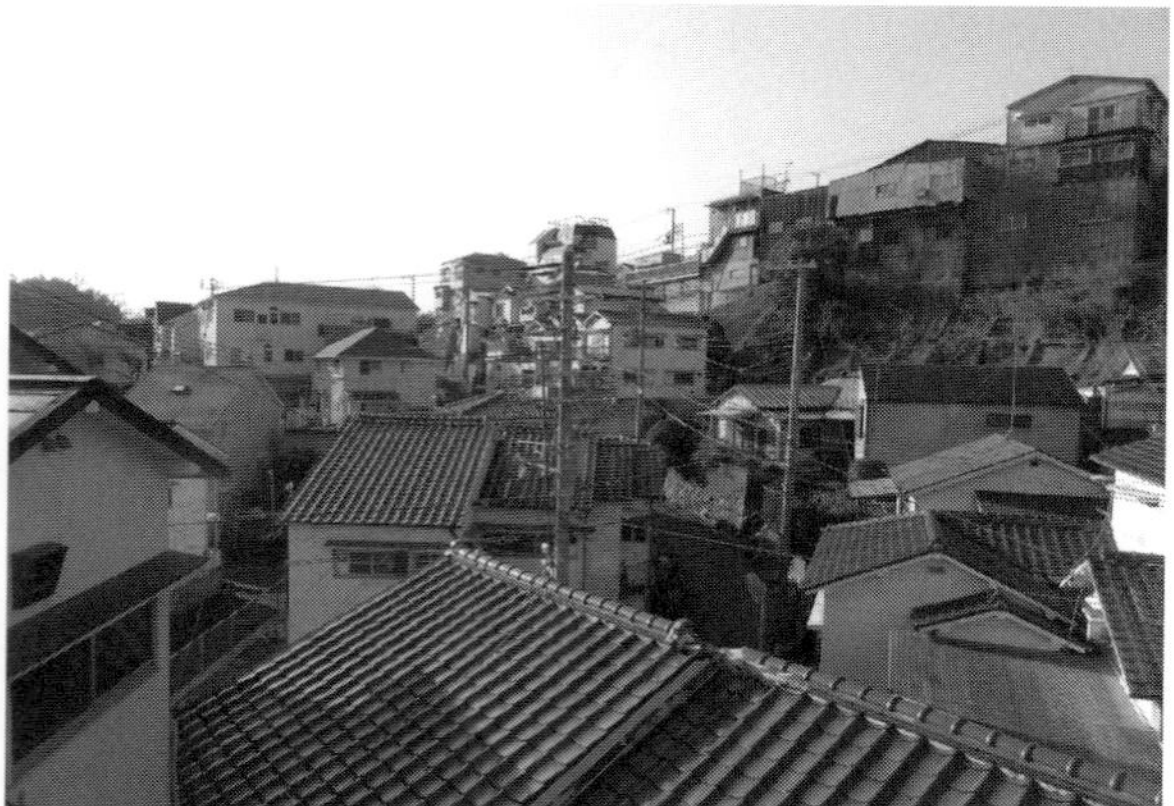
「西丸山」の庭からの眺め

性でした。
「雲雀ヶ丘」がようやく落ち着き、周囲にも認知されだすと入居希望者も増え、相談を受けても空き部屋がなく申し訳なく思うようになっていました。そんな時に「どこかいい空家はないかしら……」と森本先生がふともらしたその言葉が始まりでした。谷村さんはがぜん張り切って物件を探し、あっという間に私のところに連絡が来ました。そして、冬の寒い中を一緒に車に乗って家の下見に行ってくださったのです。
私も先生もハラハラして「車の中で待っていてください。私たちが見てきますから」と言っても、「大丈夫。わしが見なわからん」と言って急な階段を上り、専門家の目で一緒に見てくださいました。そして、「この家なら大丈夫」と太鼓判を押してくださったのが「西丸山」です。
早速、ご紹介いただいた大家さんには、「そんないい仕事に使っていただけるならどうぞ、どうぞ」

と快く承諾していただき、近所へのご挨拶にも同行してくださいました。また、同時にお借りした駐車場の持ち主も「何か手伝うことがあったらいつでも言ってね」とはじめから好意的で、トントン拍子に決まっていきました。

この家を探してくださった谷村さんは、とても楽しみにしておられた「西丸山」のオープンを見ることなく亡くなられました。彼の最後の仕事だったかもしれません。西丸山には、今も谷村さんの遺影が飾られています。感謝の思いでいっぱいです。

「西丸山」が建つ周辺はいかにも神戸らしく、メインの道路からはずれて住宅街に入ると、一段と急になる坂道に沿って思い思いの角度で家が重なるように建っています。上下の家に挟まれて細長い階段の上にあるこの家の住人のために、私は階段に昇降機をつけました。玄関の前に立つと近所が見下ろせ、遠くに神戸電鉄が走るのが見えます。近くに幼稚園や小学校もあり、昼間はにぎやかな声が響きますが、夜は静かな環境です。

敷地に沿って少し斜めになった小さな庭は、「雲雀ヶ丘」と同様に兵庫県立園芸学校の生徒さんが作ってくださいました。和室の落ち着いた雰囲気と縁側がある家は、どこか懐かしく「自分の実家に帰ってきたようだ」と言う人もいます。そうそう、玄関横の洋間には暖炉があります。

当直をすると、早朝に外に出て朝日を拝み、始発電車の音を聞き、穏やかな一日が始まるこの小さな家の隠れ家のような佇まいを、私はとても気に入っています。

大石さんの心配

住人四人とスタッフ（介護と調理の人）を配置して、「西丸山」の生活が始まりました。

ある当直の晩、九十三歳になる大石栄子さんがリビングへ来て、「あなた、今晩はここに泊まるの？　大丈夫かしら。ここは玄関から一番近い部屋で、この家には女性しか暮らしてないのを知っている人が突然来たらどうするの？　もし変な人が来たら大きな声で呼んでね。助けに来るわ」と何度も繰り返し言ってくださいました。「ありがとうございます。大丈夫だと思うけど、頼りにしていますのでよろしくお願いします」と返事すると、大きく頷いて自室でお休みになられました。

栄子さんは、大腸がんと認知症がありました。しばらくは「どうしてここにいるのかしら？」「私はどうやってここに来たの」が口癖でしたが、いつの間にか頼りになる存在となっていました。心強く嬉しい限りです。ちなみに、この時玄関から一番近い部屋だったのは大石さんのお部屋でした。

大石さんは紅茶が大好きで、私は毎回紅茶のカップを違う絵柄に変えるようにしていました。「西丸山」には、「雲雀ヶ丘」で亡くなった長野さん（90ページ）が集めた素敵なカップが食器棚に並んでいます。一緒に朝食をしながらいつも「おいしい」と褒めてくださり、楽しいひと時でした。食事の介助が必要な方のケアをしていると「あなたえらいわね」とまたまた褒めていただきました。褒められると、当直明けでも張り切る私の性格が見透かされていたようです。

この小さな家もたくさんの方の支えで日々の暮らしが営まれています。

「雲雀ヶ丘」オープン以来少し賢くなった私は、大家さんが使っておられた食器棚、テーブルなどをそのまま使わせていただいています。「雲雀ヶ丘」で亡くなった長野さんのご遺族からいただいた十二角形のがっしりとしたリビングのテーブルは大のお気に入り、食器棚、食器、電化製品などなど一軒の家が丸ごと皆様からの頂きもので出来上がっています。家のリフォームには、日本財団からの助成金をいただきました。

「なごみの家」で旅立った六十七名余りの方のうち、五人がこの「西丸山」で過ごされました。

「神戸なごみの家　中津庵」のこと

「西丸山」を開設して一年半が経った平成二十六（二〇一四）年十月、三軒目となる「神戸なごみの家　中津庵」をオープン、入居を希望して一人暮らしで頑張っていた人が、首を長くして待っていてくださいました。

「中津庵」は兵庫区の古い住宅街にあります。宇治川の支流に沿った緩やかな坂の町、矢部町の一画で、かつて料亭だった建物を私の友人が改築してデイサービスに利用していたところです。ひょんなご縁をいただき、この場所を「なごみの家」に貸していただくことになりました。二階にはこの家の大家さんご夫婦が暮らしておられますが、どちらも要介護5です。大家さんご夫婦は長年料亭を営みながらこの地域に暮らしておられたので、地域の方もよくご存じの方ばかりです。「中津庵」も「西丸山」同様に好意的に見守っていただいています。

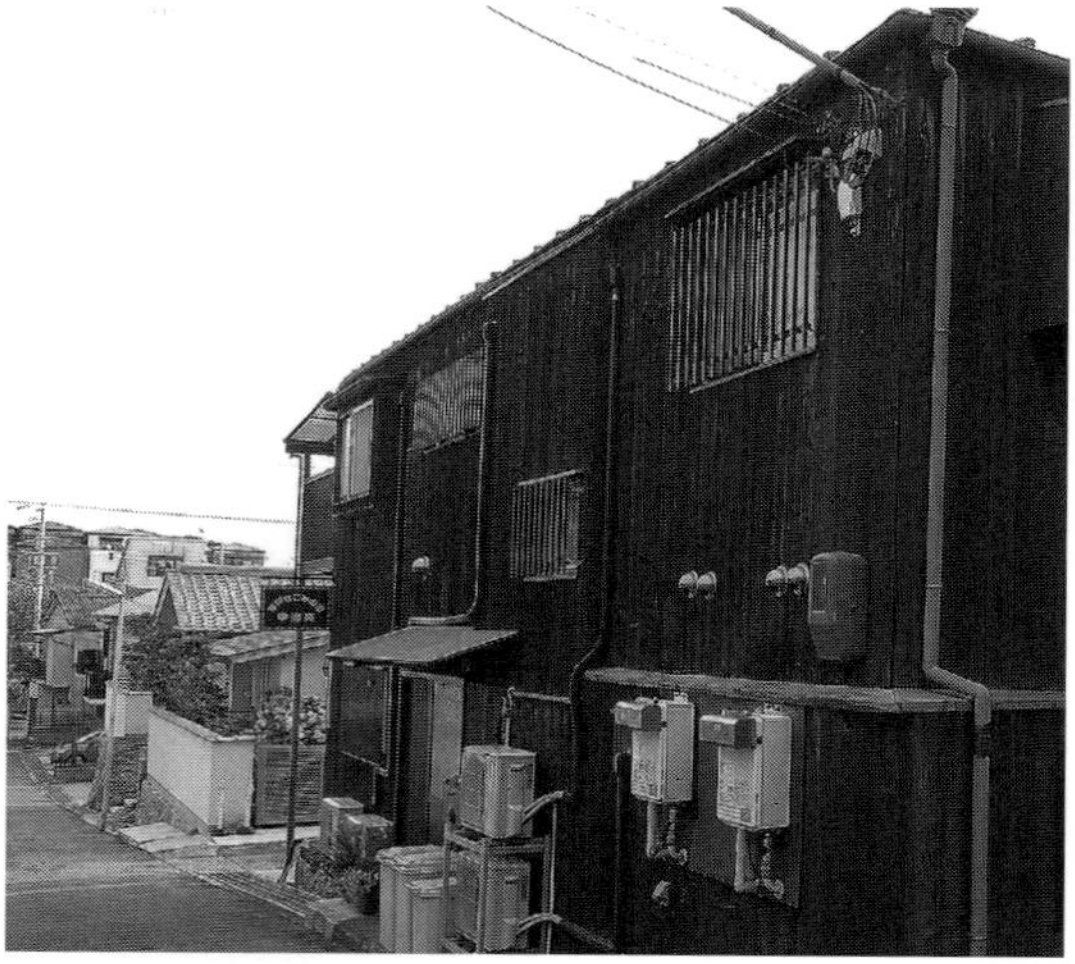

「中津庵」の外観

そして、古い料亭がデイサービスになり、さらに今は「なごみの家」の住まいとして生まれかわり、二階の一部と一階に部屋を作って普通の住まいに変身しました。この家のリフォームも日本財団からの助成金で実現しました。

開設までは、介護スタッフとホームホスピスリーダー研修を受けていた東田敦子さん（介護福祉士）が奮闘し、家の掃除、大家さんスペースの掃除、買い物など、休みを返上して頑張ってくれました。ちなみに東田さんは現在、大阪でホームホスピス開設の準備中です。「中津庵」開設準備とその後の日々の運営には大変な苦労があったと思いますが、きっとその経験が活かされると期待しています。

新しくホームホスピスを始めるというのは大変な苦労を伴うものですが、その苦労以上に感動と新たな人との出会いがあります。そのつながりが、何よりも自分にとっての財産として蓄えられていくのです。それは、お金や社会的評価を受けることよりも人生を豊かにしてくれると思います。またそれがなければ、この仕事はつづかないと思うのです。

「中津庵」は、私が管理者をしている「訪問看護ステーションあさんて」ではなく、この家の近くにある、「はな訪問看護ステーション」を一部利用しています。管理者の福田さんは慣れないスタッフの当直に付き合ったり、訪問看護だけでなく医療保険や介護保険を使わないインフォーマルなサービスにもスタッフを配置して応援してくれています。

地域の訪問看護ステーションや訪問介護ステーションなど、みんなで共同運営ができれば、ホームホスピスはもっと増えるのではないかと思います。平成二十七年度職員教育計画は、「はな訪問看護ステーション」も共同で開催し、同じ視点で対象者の暮らしを整えるケアについて学びました。

二階で暮らす大家さんご夫婦のケアについても、保険外のインフォーマルサービスは「中津庵」の私たちスタッフが支え、保険で提供するフォーマルサービスは地域の訪問介護事業所や「あさんて」の介護事業所と訪問看護は「はな」が混合で支援しています。当初は、介護に対する考え方の違いや、相互の伝達がうまくいかず混乱した時期もありましたが、私たちが見失ってはいけないのは、そこに住まう人にとって大事なことは何かということです。

混乱の場にいると気付きにくいのですが、ともすれば見失いがちな「住まう人にとって」というところに立ち戻って考え直すと、解決への道は意外に簡単なことであったりします。それは、ホームホスピスに限らず、地域で暮らす人々への支援においても同じことが言えるのではないでしょうか。

ホームホスピス「神戸なごみの家」は、現在三軒あります。どの家にも開設までに物語があり、人との出会いがあります。それゆえ、私たちは家とともに鍛えられ、一つとして同じ家はないという試みに挑戦し、新たな決意がもてるのではないでしょうか。

笑顔を届けるだけ

「なごみの家」デイサービスあさんて　ボランティア　佐々木　玲子

父が「神戸なごみの家　雲雀ヶ丘」で亡くなって、もう七年が過ぎました。父は「なごみの家」の最初の住人でした。

父も私も、ホームホスピスが何かなどまったく知らずに、ただ、当時入院していたホスピスの先生に、「今度、家庭的な施設ができたから、そちらに移ってみませんか。うちで働いていた優秀な看護師がいるから安心ですよ」と勧められ、あまり深く考えないで入居したのです。

父は九十三歳と高齢でがん末期でしたが、本人は知ってか知らずか病院から居場所が変わることに不安を覚えることはなかったようです。

父は言いたいことははっきりと言う人で、衛生関係の仕事をしていたこともあり、以前施設にいた時もホスピスに移ってからも、衛生面で配慮が足りないと思えば遠慮なく指摘していました。「なごみの家」は、その点で合格だったようです。

早春の二月、開所と同時に車椅子に座って入居した父は、本当のところ病院の医師から花の季節まではもたないだろうと言われていました。ところが入居すると、父はデイサービスに通って、もう一度歩けるようにリハビリをすると言い出したのです。「お父ちゃん、それは無理」と止めようとする私に、管理者の松本さんは「本人がやりたいと言うんやから、やらしてあげて」と、「なごみの家」でも歩行器を使って歩こうとする父の姿に動じたふうもありません。ベテランの看護師さんが言うんやからと、私も見守ることにしました。「なごみの家」からデイサービスに通い始めた父は、しばらくして歩行訓練を諦め、「はじめて老いを感じた」と私に漏らしました。亡くなる四カ月前のことです。それでも、父はやろうとしたことを止められなかったことに満足したと思います。

最期を看取るところと思って父をホスピス病棟から転院させたつもりでしたが、そこはそれまでとまったく違う場所でした。「なごみの家」は施設ではなく普通の家。病院では大変よくしていただきましたが、そこに父を訪ねる私の足は重くなりがちでした。あんなにきれいで設備が整ったところなのに、やっぱり見舞うのは病室、一歩出たら病院です。部屋に入るとポツンと父が寝ているのです。車椅子に乗せて廊下に出ても、看護師さんたちはにこやかに挨拶して立ち話をしてもいつも忙しげ、たまに隣りの病室の人と話すことがあっても、そこは管理された病院という空間の中でした。

「なごみの家」では見舞うのは父の自室、外に出たら普通の家。やっぱり毎日過ごす感覚が全然違います。父は車椅子でリビングに行き、食事をする時もテレビを観ている時も誰かしら人がいて、おしゃべりしたり居眠りしたり自由な日常の中にいました。私も、一緒に暮らす人やスタッフと世間話をしたり、他の住人の部屋に訪ねて行ってそこでまたおしゃべりしたりと、気持ちがずっと楽でした。ペットの姫ちゃんは、子犬のころからのお付き合いです。

父が亡くなったのはその年の八月。静かな最後でした。がんはありましたが、老衰と言えるような自然な最後でした。

私は、父の前に母を自宅で看取っていました。父よりはずっと長く生きてくれるだろうと思っていた母が、まさかの病いに倒れた時はショックでした。難病の一つ、特発性間質性肺炎に罹患した母の闘病は二年。家の中の全てを仕切っていた母が倒れたことで、私は会社に通勤しながら、家事全般と介護をこなさなければなりませんでした。気丈な母は、食事をとる時も「お父さんから先に」と気遣い、弱ったところを父に見せるのを嫌いました。母を心配して部屋の中をうろうろする父を兄に預けて、私は母の介護をし、家で看取ったのですが、父ががんとわかった時には自宅で看る気力はありませんでした。

本当は家にいたかったであろう父を病院に預ける申し訳なさを、「なごみの家」は解消してくれました。病気のことはプロがいつもいる、日常のケアの大変なところはスタッフがやってくれます。ですから私は、ニコニコと笑顔を届けるだけ、おしゃべりするだけです。自然と気持ちもなごみ、態度もやさしくなれます。

母が最後に言ってくれた言葉、「あんたがおってくれてよかったわ」と、母を介護した時の私を思って父が言ってくれた言葉、「あんときは大変やったと思うわ」が、今も私を支えてくれています。

私は今、週一回、「なごみの家」の「デイサービスあさんて」でボランティアをしています。もちろん、「雲雀ヶ丘」にも行きます。姫ちゃんの散歩もしますけど、とくに何かをするというわけでもなく、笑顔を届けて、おしゃべりをするだけです。

最愛の夫からのご褒美　なごみの日々

「なごみの家　雲雀ヶ丘」入居者　中原　好子

「老いては子に従え」「長いものには巻かれよ」という諺《ことわざ》を、私は生まれて初めて打ち破りました。それには大きな決断が要りました。

五年間の入退院・手術、家族には手厚い手厚い看取りに感謝しつつも、最愛の夫の黄泉《よみ》への旅立ちは哀しく寂しくて、眠れず悩みつづけました。ある日、ふとケアマネさんの存在に気づき、そっと来ていただき、私の決意を伝え、お骨折りの結果、ここ「なごみの家」を紹介いただいて十余日で入居を決めました。

とは言え、七十年の歴史を刻む我が家を後にする時は、感無量、感謝とともに末代までの栄えを祈念し深く頭を下げ、初夏の陽を浴び一路「なごみの家」へ……。「中原さん、ようこそなごみの家に」と、メッセージと花が優しく迎えてくれました。「我がまま大歓迎よ」と松本さんの第一声、なんという嬉しい救われたお言葉でしょう。五月十七日、母の月命日、母に抱かれた気分でした。

広い大きな窓から望む緑の丘から朝日が昇り、夕陽に茜色に雲燃えてやがて墨絵のごとくに暮れていく大自然、中秋の夕月には月見団子をスタッフとともに作り、クリスマスは粋をこらした演出、プレゼントもあり、家族も参加する楽しい夕べです。また、我が枕辺でバイオリン、ギター、フルートの数曲の生演奏にただうっとりとする……。入居者でまだ結婚式を挙げてない方にタキシード、イブニングドレスの花婿花嫁、牧師さんによる厳粛にして華麗な結婚式、全員祝福する。

松本さんはじめ、スタッフの皆さんの温かい優しい気運が満ち満ちて、寂しいと思ったことは一度もありません。

過日、作りました私の生活日誌、拙い綴りも名文の大作に仕上げてくださった看護師さん。

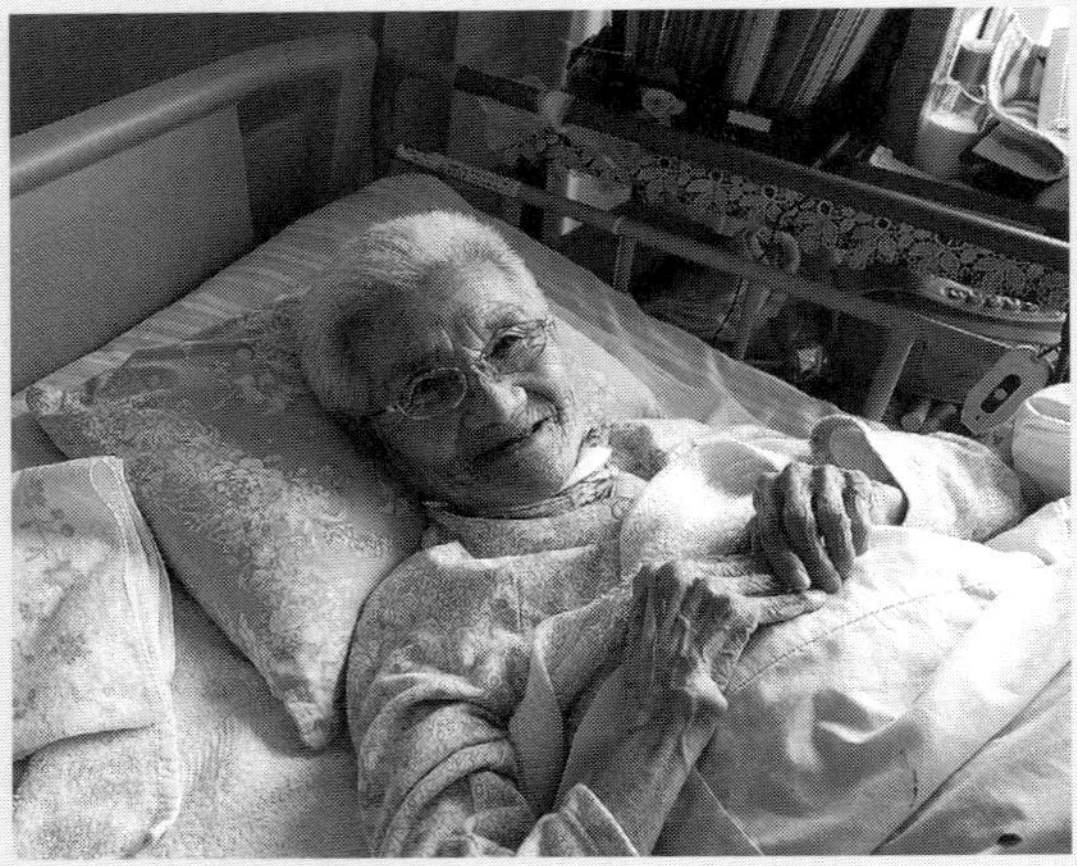

中原さんの笑顔

「かみ砕くすべを失う我が為に心砕きし配慮うれしき」と詠んでいますように、軟らかく細かく刻んでくださるので食も進み、いつの間にか点滴もとれすっきりしました。

月二回の主治医の森本先生の往診、適切なご指示をいただき、もう大船に乗った気持。高級料亭のような食事の膳の盛付、切れ目なき枕辺の四季折りおりの花が匂い、思い出の品々はいつも語りかけています。ニコニコ顔をカットの川原さん、火、土曜日の入浴、愉快な面々、ついつい長湯にホテル日も……。

ケアマネの中野さん（はな訪問看護ステーション所属）、月一回来室いただきお話する神戸大看護学科の研修生、新聞社の取材や見学者に接し、若いパワーを存分にいただき社会とのつながりも甦り、嫁が図書館から大活字本を借りてくれますので読書も大きな楽しみです。

また、我流駄作の川柳、俳句、短歌を飽きもせず投稿するが、道遠しです。つけ放しのラジオからお名前は聞きもらしましたが、「常に前向き今、この時点がスタートライン前進あるのみ」と、私はこう受け止めました。

夜九時より十時までの一時間を私の儀式の時間と決めています。御先祖様、生命の恩人Y・T先生、亡き夫、多くの学び師、医の師、友に感謝を捧げ中原一族の後方支援に謝し、繁栄と健康を祈り中原ファミリーの小学校・女学校のアルバムを眺め、懐かしむ。そして日記に「あなた、おやすみ、ありがとう。一族をお守りください」と記します。

去る五月十七日は入居二周年とお頭付きの祝の膳を前にカメラに収まり、たくさんコピーしていただき知人、友人に送り「偉そうな顔や」と喜んでくれました。

担当でない新城先生、水曜日お午《ひる》いつも来室、「とてもいい顔つきよ」と優しく声かけてくださる。今も入居者さんの叫びに優しく応答される声がきこえる。

ペットの姫ちゃん、のそりと入って来る。また、ある日、結婚のなれそめについ熱が入りすぎおしゃべり止めどなく「おのろけ、ありがとう」とKさん、こんなひと時も……。我流の川柳「終の家　笑顔のシャワー　浴びる日々」、笑顔に明けて笑顔に暮れる正しく楽園です。

御先祖様、亡き夫からの努力賞とも言うべき御褒美でしょうか……。「ありがとう」とすみ渡る

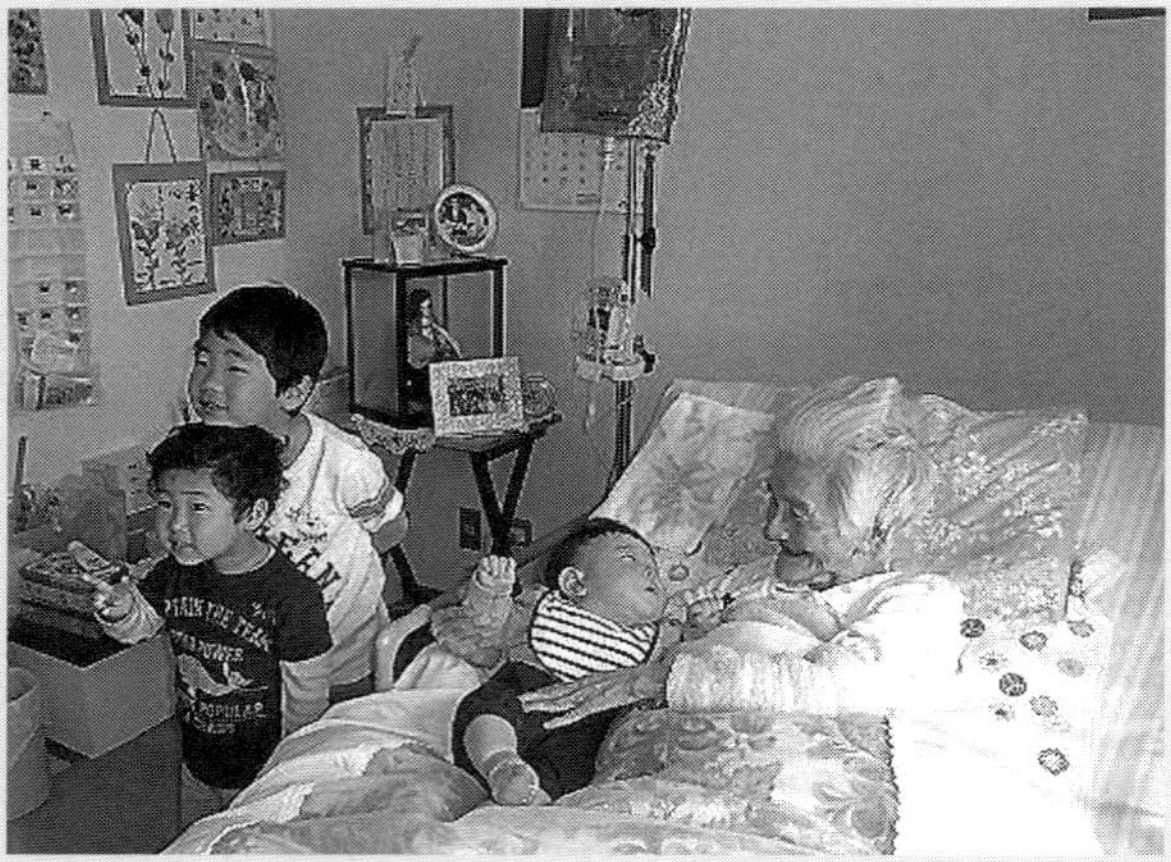

曽孫さんに囲まれる中原さん

青空に大きく字を書いてみる。闘病中、予想もしなかった「今日の幸せ」。自分らしく「日々生き生きと」をモットーにと、ほほ笑みかけているようです。

平和の中に生まれ育った孫と曾孫たち、私共が歩んだわだちは絶対に踏ませてはなりません。

どうぞ健やかに戦のない、災いない平和が永遠に続きますよう、ひたすら祈り上げます。

最期になりましたが、「なごみの家」、あさんて、中津庵のスタッフの皆さんのご健勝とご隆盛の程心よりお祈り申しあげます。

５つのキーワードから

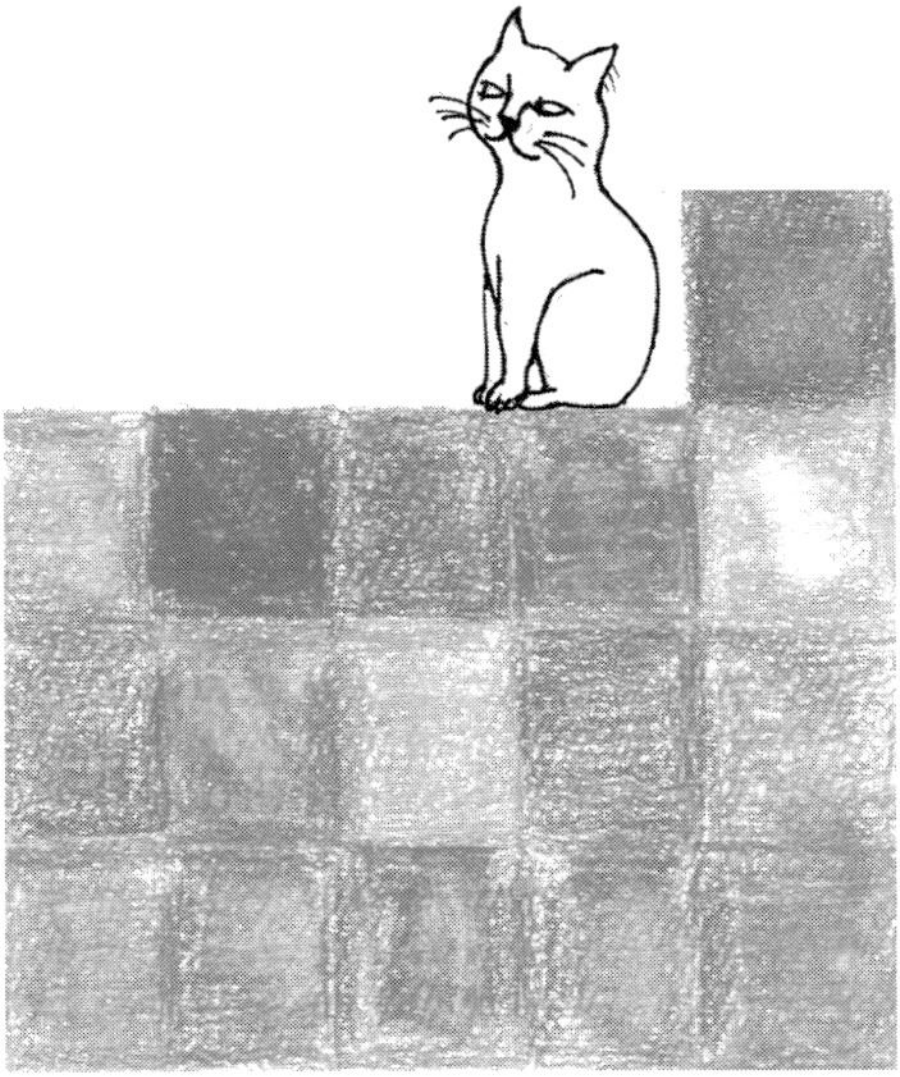

ここからは、ホームホスピスについて、「住まい」、「暮らし」、「看取り」、「地域」、「チーム」の5つのキーワードについてお話ししたいと思います。この5つのキーワードは、ホームホスピスを支えている柱です。「なごみの家」の住人の変化―重度の認知症の人がそれとわからないほど回復し、日常生活を取り戻したり、胃ろうを外して口から食べ、ベッドに寝たきりの状態から車椅子に、そして立ち上がったり、余命予測をはるかに超えて長く生きたり―それらは「なごみの家」では自然なことです。とても嬉しいいことですが、私たちスタッフにとっては特別なことではなく、日々の暮らしの中の出来事として受け止めています。

それは5つのキーワードのもつ力であり、そこには人の暮らしを豊かにするエッセンスが含まれているのです。そして、この5つのキーワードはそれぞれが重なり合って、思いがけない効果を上げていることに、私たち自身が気づかされています。

住まい　自分の人生を終える住まいを選ぶ

普通の家

ホームホスピス「神戸なごみの家」は、住宅街の中にある普通の家を利用しています。大規模な立派な建物ではなく、バリアフリーでもありませんから段差があり、部屋の広さもさまざまです。

普通の家ですから、朝はパンを焼く匂いが漂い、野菜をトントンと切る音が聞こえます。同じように、人の足音や気配が伝わってきますから、夜中でも、誰がトイレに行っているのかがわかります。人の手助けを嫌がり、一人でトイレに行ってはよく転んでいた佐田さんが、足音を聞いて急いで行くと、「なんでわかったんや」と言われていましたが、人の気配を感じられるのが普通の家なのです。

普通の家は、個人のプライバシーを尊重しながらもある程度の距離感が保て、それが安心できる環境をつくっているように思います。既存の家には、それまで住んでいた人の生活の歴史が刻まれています。ホームホスピス推進委員会のメンバーは、この「普通の家」の持つ力を実感しながらも、どのように表現すればみんなにわかってもらえるか、しばしば話し合ってきました。

ホームホスピスに関心を寄せてくださる明治大学の園田眞理子教授（理工学研究科建築工学）は、それを「家は鍛えられる」と表現されました。私たちは、その言葉にとても納得しました。

家には住人が築いた歴史があり、使い続けることで「鍛えられる」。鍛えられた家は、当然、住み心地がよく、逆に、年月や人の使用に耐えられず、住み心地の悪い家は、淘汰されるのだと思います。鍛えられた家を受け継ぐということは、その家が住む人に力をあたえるということかもしれません。

見学に来られた人が「ここは、何もしないで座っていても落ち着く場所ですね」と言われることがあります。つまり居心地がいいのだと思います。それは家が醸し出す空気であり、そこに暮らす人たちによって育まれていくように思います。

最期の住まいの選択

高齢や病気のためにこれまでの生活をつづけることが難しくなった時、どこでどのように過ごし、人生の幕を下ろすか、今、最期の居場所をめぐってさまざまな仕組みが作られ、介護保険サービスで利用できる特別養護老人ホームやグループホーム、サービス付き高齢者住宅、有料老人ホーム等々選択肢が広がってきています。

多くの人が最期まで自分の家で過ごしたいと思っていますが、しかし実際には、費用や健康状態などの条件が折り合わず希望通りにいかないこともあります。その時に、どんな環境であればいいのか、どんな暮らしを希望するのか、自分で選ぶ時代となりつつあります。自分の意思を持って住まいを選択することが、その後の生活を左右するように思います。何故なら、自分で考えて、自分の住まいを決めることは、すなわち、その後の人生や物事を前向きに考えていく基点となるからです。

「なごみの家」で亡くなられた九十歳代のご夫婦がおられました。ご主人は胃がん末期で、いよいよ自分で食事や排泄など身のまわりのことができなくなった時、奥さんには介護が無理なことがわかっており、さりとて子どもたちに世話をかけるのはつらいと、「なごみの家」を選択されました。そして、「もう医療は何もいらん。でも一人で逝くのは淋しいから、長男に傍にいてほしい」と希望されました。奥さんは認知症が進行しており、ご主人の病気の進行すら理解できない状態でした。

ご主人を「なごみの家」で看取った一年後、奥さんが肺炎で入院し、食事が摂れない状態になった時、娘さんが「なごみの家」で最期を過ごさせたいと希望して相談に来られました。ご本人は、「どこでもいい、あんたたちが一緒なら」と言って、娘さんたちの意見に同意されました。ご主人は、長男に傍にいて欲しいと望み、奥さんは娘が傍にいることが希望でした。

住まいの選択には、それぞれに希望や思いがあって一大決心が要ります。このご夫婦の希望は、自宅に近い環境で、子どもたちが傍にいることができる家でした。認知症があっても自分の希望をきちんと伝え、それが尊重されました。子どもさんたちは、それぞれに都合をつけ、泊まったり、傍に付き添ったりしながら、両親を見送る役割を果たされました。

その後長い間、長男の奥さんは、週一回「なごみの家」にボランティアに来てくださいました。

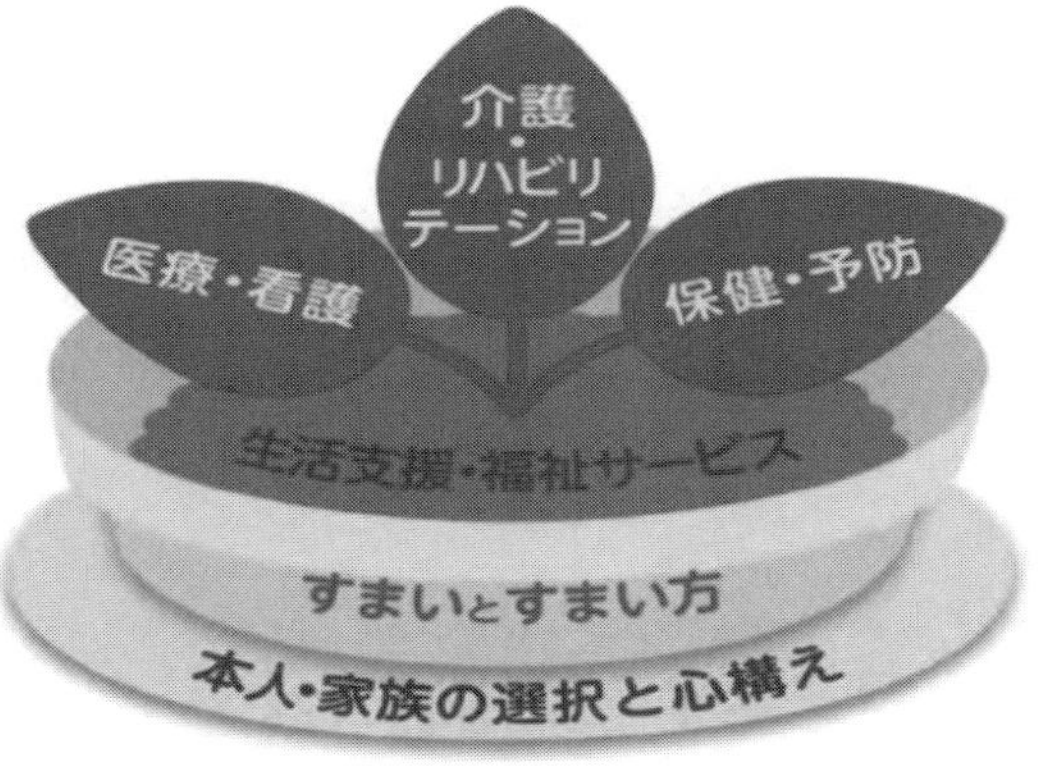

地域包括ケアシステムのイメージ図（田中滋　慶応義塾大学教授作成図の一部）

本人・家族の選択と心構え

今、国を挙げて構築が進められている地域包括ケアシステムの土台には、「本人・家族の選択と心構え」があります。そして、その上にあるのが、「住まいと住まい方」です。お任せではないのです。

自分が介護を必要とする状態なった時、どのような住まいで、どのような暮らしをしたいのか、元気な時から考えておかなければならない時代です。何故なら、人は必ず年老いていき、いつか必ず死を迎えるからです。その途中で病気になり、それまでの生活をつづけていくことが困難になった時に慌てないためにも、日ごろから「住まい」を考えておくことが必要だと思います。

人の死、この事実は、どんなに医療が進歩しても生物として避けることはできません。私たちは、もっと人生の終わりについて考える時間が必要ではないでしょうか。

私は、「なごみの家」をつくる以前から訪問看護をし、多くの方の看取りに関わらせていただきました。「どうしても自宅で過ごしたい」というご本人の希望が尊重される場合もあれば、さまざまな家庭の事情があって、それがかなわない場合もあります。ギリギリまで自宅で過ごし、最期の数日を入院される場合もあります。

看取りの場がどこであるかより、それまでの暮らしをどこで、どのように過ごすかが大切なのであり、それによって看取りは変わっているように思います。

暮らし　いのちを支える。暮らしを整える

暮らしのパートナー

「なごみの家」を開いてから、いろいろな人がホスピスケアに憧れて就職を希望して来られました。その人たちの多くが、「ホスピスケアがしたかったのに……」と期待が外れたかのように言って去っていきました。その度に私は、彼らがホスピスケアの現場に何を期待してきたのだろうと訝《いぶか》しく思いまし

いていた。たぶん彼らは、住人の最後の場面に立ち会って、美しく手を取り合って別れを言う姿を思い描いていたのでしょう。

「なごみの家」の住人の中には、四年以上住んでおられる方もいて、見学者から「ここは、ホスピスではないんですか」と訊かれたこともあります。エンド・オブ・ライフケアが、がんの末期に限らず、期間に限らず、いのちを慈しみ合う豊かな時間となっていくために私たちにできることは、二十四時間三六五日、住人一人ひとりの暮らしを見つめ、彼らの生活を整えることです。

ホームホスピスでは、死に焦点を合わせるのではなく、住人一人ひとりの価値観や習慣に合わせて暮らしを整えていくことを大切にしています。その結果として、「予後半年」と言われていた方が、その後数年も元気に長く生きてくださることがあります。私は緩和ケアの認定看護師ですが、緩和ケアの最終目的は苦痛を緩和することではなく、苦痛を緩和してそれぞれの生活を取り戻し、自分の時間を生きることの支援にあり、看護師はそのための暮らしのパートナーだと考えています。

ホスピス病棟の対象ががんとＨＩＶの末期に限定されているのは日本の保険制度上のことで、本来、ホスピスケアの対象は限定されるものではありません。ホスピスケアは疾患の種類、年齢、信条、宗教の違いなどに関係なく、すべての人が等しく受けられるケアです。朝の目覚めにはじまり食事、更衣、排泄、入浴、睡眠、そして人との交流など、誰もが当たり前につづけている暮らしを取り戻すことが最大の目的であると考えます。

私たちの身体は、六十兆個の細胞でできていると言われますが、その細胞は一定周期で再生しています。そのメカニズムがスムーズに作動するためには、毎日、適切な栄養を摂り、新鮮な空気とともに酸素を身体に取り入れ、不必要なものを身体から排泄することが必要です。しかし、年齢とともに細胞の数が減少し、再生能力も落ちていきます。これが「老衰」と言われるものです。

看護や介護の重要なテーマの一つは、緩やかに下っていく身体のメカニズムに従って食事や排泄、睡眠、清潔習慣、活動などを一つ一つ丁寧に整えること、すなわち「自然死」を支えることでもあります。

看護師のもう一つの役割

医師は、西洋医学によって病気の診断と治療を行い、必要な薬の処方箋を書きますが、看護や介護のメインテーマは暮らしを整えるために生活の処方箋を書く役割です。これは、ナイチンゲールの思想を基盤に「ＫＯＭＩケア理論」を確立された金井《かない》一薫《ひとえ》先生の教えです。

看護師は、医療の担い手として診療の補助をすることも重要な役割ですが、もう一つ、療養上の世話をするという大切な役割を担っています。高齢化、少子化が進み、医療保険の利用者が増えていき、医療費を支えきれなくなりつつある国は、在宅医療への移行を急速に進めています。病院では、入院患者の在院日数が短縮され、看護師は診療の補助に関する業務に追われるようになってきました。

私は、看護本来の役割は診療の補助にとどまらず、病む人のいのちを支えるために暮らしを整えることが重要であり、そのことがもっと重視されてもいいと思っています。「暮らしを整える」とは、わかりにくい表現かもしれませんが、「なごみの家」の住人の過ごし方を見ていると、それが実感できます。

朝、目覚めて、夜、眠るまで、食事や排泄など自然な日常の暮らしが整う中で穏やかに枯れていく人は、死にゆく過程の苦しみがなく、眠るように逝かれます。

暮らしを整えるケアは、暮らしに対する価値観や習慣を尊重しますが、すべてを受け入れるわけではなく、健康に害があってもなんでもいいというわけではありません。長い生活習慣の中で、健康に良くない習慣もあります。食べることや眠ること、活動することなどを時間をかけて、健康的に整えていく専門職としての役割を果たしたいと思っています。

「KOMIケア理論」との出会い

私がまだ病院勤務をしていたころに、金井先生の講義を聴く機会があり、その時、講義の内容がストンと胸に落ちる鮮やかな感覚を覚えました。それまで、私は看護師でありながら、「看護とは何か」、「看護師とは何をする人か」という問いに、答えをもたないまま長く実践を重ねてきていました。

「なごみの家」は、開設以来一貫して「KOMIケア理論」を土台に歩んできました。最初の出会いは、金井先生の『ナイチンゲール看護論・入門　〝看護であるものとないもの〟を見わける眼』（現代社一九九三年）に始まりました。その前書きに、このような文章があります。

「ナイチンゲールの思想は、決して古びた思想ではありません。むしろ二十一世紀の看護の在り方と人類の健康を思考していくときに、大いなる道標となる生命感溢れる思想です」

看護師として、人の健康問題に取り組む専門職でありながら、それについて深く考えることなく、医学の知識や技術を磨くことばかり考えていた頭にガーンと一撃を食らったような感覚を覚えました。

あれから二十年余り経過し、「ＫＯＭＩケア理論」は確立され、私の看護実践の支えとなっています。いのちを支えるために、暮らしを最良の状態に整えるというナイチンゲールの思想は、金井先生によって、より実践的な理論となって「なごみの家」や在宅の現場で、私たちの活動を支えるケアの理念として根付いています。本人の持てる力や強さに着目してケアを提供することで、利用者の方が最期まで自分らしく生きることや、穏やかな老いの実現、尊厳が保たれた暮らしを実現する確かな手ごたえを感じています。

二十一世紀の日本のケアを見つめて、二十年以上も前から、いのちの仕組みと生活を整えるケアの必要性について提唱して来られた金井一薫先生との出会いは、看護師をつづける私にとって軸となる理論を教えられただけでなく、人生においてもターニングポイントとなりました。

自立心を尊重するケア

井上伸子さん（八十四歳）は、心不全が悪化し自宅で倒れていたところを、たまたま訪問した甥御さんに発見され、救急搬送されました。一人住まいで、発見された時は、「もうこのまま死なせてほしい」と言われたようです。しかし救急入院後、酸素は必要になりましたが、自分で歩けるまでに回復されました。退院後は自宅へ帰ることを希望されていましたが、親族は心配して、「なごみの家」の利用を希望されました。

病院に会いに行くと、「私は家に帰ります」と決めておられましたが、井上さんが信頼する主治医に「家に帰るならもっとリハビリが必要ですね」と説得され、リハビリ目的で「なごみの家」を利用するということで納得されました。

あれからもう三回、「なごみの家」のリビングで井上さんの誕生会を開きました。

井上さんは、「なごみの家」に来てからも食事、水分摂取、体重について人に管理されることを嫌がり、独自の健康法を貫く姿勢を通しました。毎朝スクワットをし、人前では酸素を外して階段を昇降して足腰を鍛え、食事は塩辛いものが大好きでした。私たちは、他人の力を借りずになんでも自分でやりたいというその自立心を活かして、安静時と運動時の酸素飽和度を測定し、自覚症状を確かめながら、本人の判断を尊重して見守っていました。食事については、見た目にはわからない程度に茶碗を小さくするなどの工夫をして、食事量や水分量、体重を自己管理してもらえるように配慮しました。

単に安静療法によって病気の悪化を予防する方法ではなく、心筋を鍛え、全身の循環障害をきたさないようにする積極的なケア方法です。

心臓は明確な神経支配下にあるため、交感神経と副交感神経のバランスをとることが重要という生理学的な機能を学びました。そのために過剰なストレス、激しい運動、感情の起伏などを避けるような生活づくりが必要となります。副交感神経が優位となる暮らしを再構築し、心筋の負荷を最小限とすることが、心不全の悪化の予防につながります。年齢を重ねて体が弱っていく中でも、二重負荷や激しい運動にならないように見守るのがスタッフの役割です。

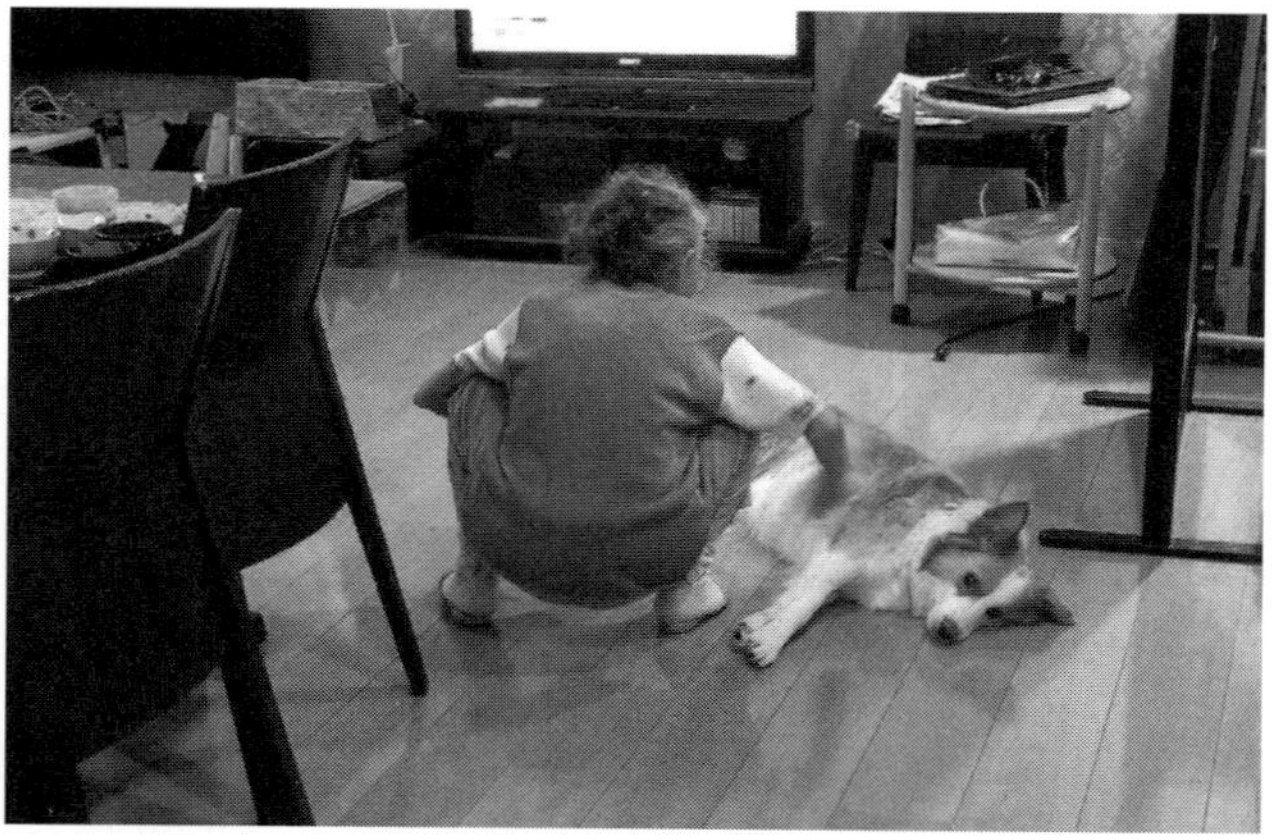
姫に話しかける井上さん

いのちの仕組みに沿って

井上さんの「なごみの家」での生活はいたってマイペースであり、本人が選択し作りあげてきた自宅での生活習慣をそのまま継続できたことで、環境の変化や他者との交流によるストレスを最小限にとどめることができ、現在につながっています。

井上さんは、誕生日には必ず自分でお寿司を予約し、他の住人やスタッフとともに祝う場の準備をされます。見事なまでに自分らしさを保ち、自分で決めた規則正しい生活を送ってこられましたが、それでもゆっくりと老いは進んでいます。どんな時も、自分の下着は自分で洗濯する習慣は今もつづいています。井上さんは、今年の誕生日を前に「お祝いは何もいりません。色紙も品物ももう荷物となってゴミになりますから」とお祝いの品を辞退されました。ゆっくりと進む老衰を自覚して断捨離をしているかのようです。

私たちは彼女の意思を支えつづけたいと願っています。

井上さんを見ていると、可能な限り口から食べて、トイレで排泄する、適度に体を動かす、皮膚を清潔にする、寝たきりから座位へ、座位から起立へと取り組むことで、その人本来の力が引き出され、思いがけない生命力が発揮されるということを実感できます。

暮らしを整えるには、個人の思想・信条で進めるのではなく、本来、身体に宿っているいのちの仕組みを学び、科学的な根拠をもってケアの方針を決定する必要があります。本人の力を引き出し、自分らしく生きられるように生活を最良の状態に整えていくのが、看護や介護のテーマと考えています。

人のいのちの仕組みに沿って生活を整えることで、老いに伴う自然な細胞の衰えを支え、自然死に向かうプロセスを伴走する。そこに関わる看護と介護は、人生のラストステージを傍で支え、そっと見守る重要な役割です。

そして、一人ひとりが異なる習慣や価値観を持っていますから、暮らしを整えるケアは、どこまでも個別ケアにならざるを得ません。

昼夜逆転と放尿

山田太一郎さん（八十歳）は長年、奥さんと二人で理髪店を経営しておられました。奥さんが献身的に介護をされていましたが、ご家族から相談を受けた時はアルツハイマー型認知症があり、昼夜が逆転し、夜中になると覚醒し素っ裸になってうろうろし、ショートステイを利用しても暴力が出るので断られる状態。主治医に相談すると、そのたびに睡眠剤や抗精神病薬が処方され、事態は一向に好転せずご家族はほとほと困っておられました。お話をうかがい、生活リズムを整えることと、介護疲れが限界に達していた奥さんに休んでもらうことを目的に、一時入居していただくことにしました。

「結婚以来、この人と離れて暮らしたことはない」という奥さんの思いもあり、家に帰って生活することが目標でした。

「なごみの家」に来られた時の山田さんは、ボーッとして不機嫌に下を向いて人を寄せ付けない様子でした。ご家族は、食事もろくにとれない山田さんを、このまま看取ることになるのではないかと心配しておられました。

介護スタッフは、医師や看護師と相談した上で大量の内服薬を中止した後、夜間の徘徊やところ構わぬ放尿、全裸になる山田さんの行動の理由を探すために、まずはじっくりと観察することから始めました。そうすると、放尿の後には自分で服を着ていることなどがわかってきましたので、スタッフが尿器を持って深夜の徘徊に付き添い、気配を察するとさっと尿器を差し出すことにしました。夜勤のスタッフは大変でしたが、辛抱強くくり返すうちに放尿はなくなりました。

昼夜逆転については、スタッフには少々酷でしたが、私の鶴の一声で睡眠剤を使うことを止め、山田さんには朝五時に起きてもらい、スタッフと一緒に外に出て朝日を浴びるという光療法を取り入れました。また、それと併行して医師に相談し、睡眠と覚醒のリズムを整える「ロゼレム錠」を導入しました。

人間は、朝、太陽を浴びるとメラトニンという睡眠ホルモンの分泌が抑制されます。その後十五時間ぐらいで夜になると再びメラトニンが分泌されはじめ、これによって体温を下げるなど睡眠に入る状態へと調節すると考えられています。この作用に着目して、私たちは大量の睡眠薬を中止し、夕方にロゼレム錠のみ使用して山田さんの体内時計を少しずつ修復していきました。その結果、時間はそれなりにかかりましたが、改善していき、朝きちんと目覚めることで夜の眠りも自然に訪れるようになりました。この間、山田さんが暴力的な行動をとることは一度もありませんでした。

介護の力

生活のリズムが整ってくると、山田さんに笑顔が戻ってきました。笑顔の山田さんは、実にチャーミングで、そのころになると、スタッフとはもちろん、「なごみの家」の住人とも和やかに交流できるようになり、訪ねてきた友人と好きだった将棋を打つところまで回復しました。そうして、無事、家で待つ奥さんの元に帰ることができたのです。

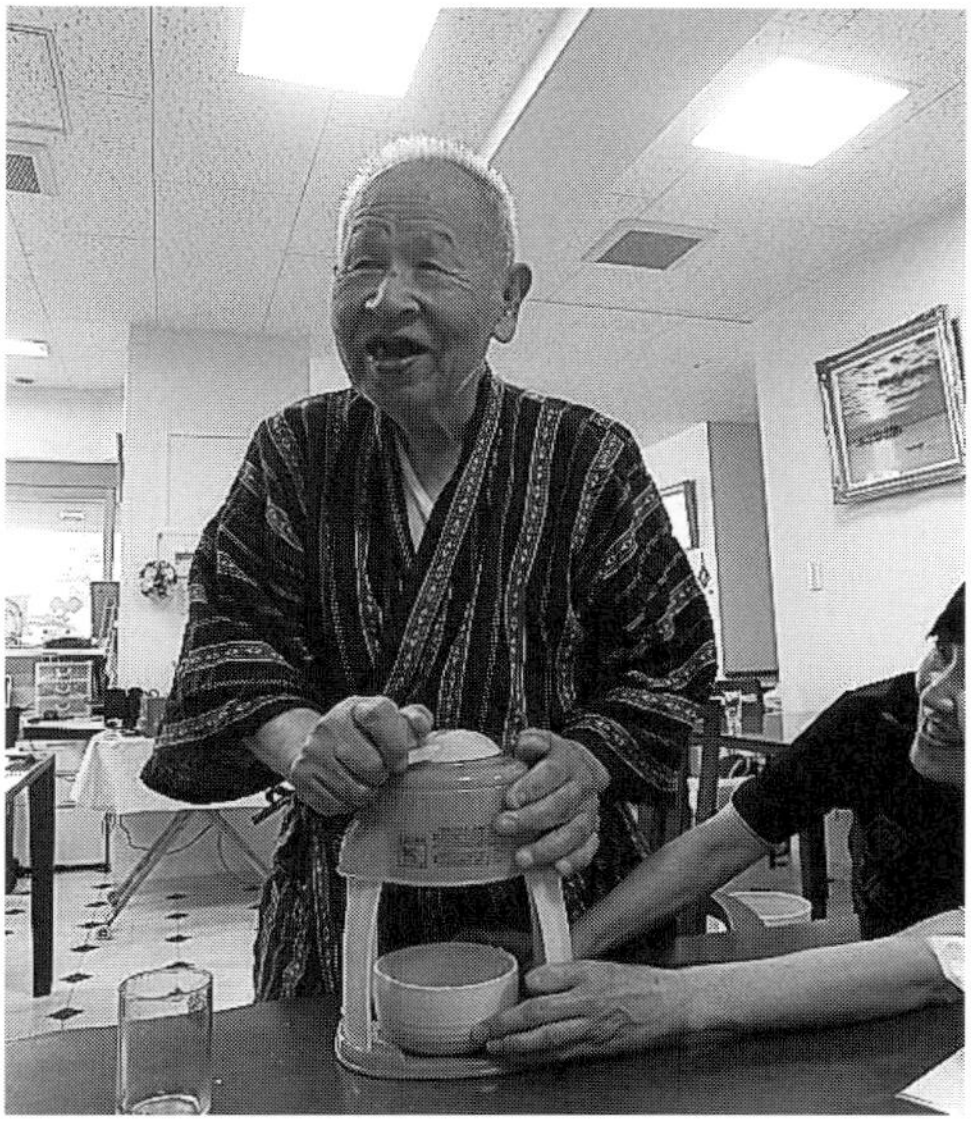

山田さんの笑顔

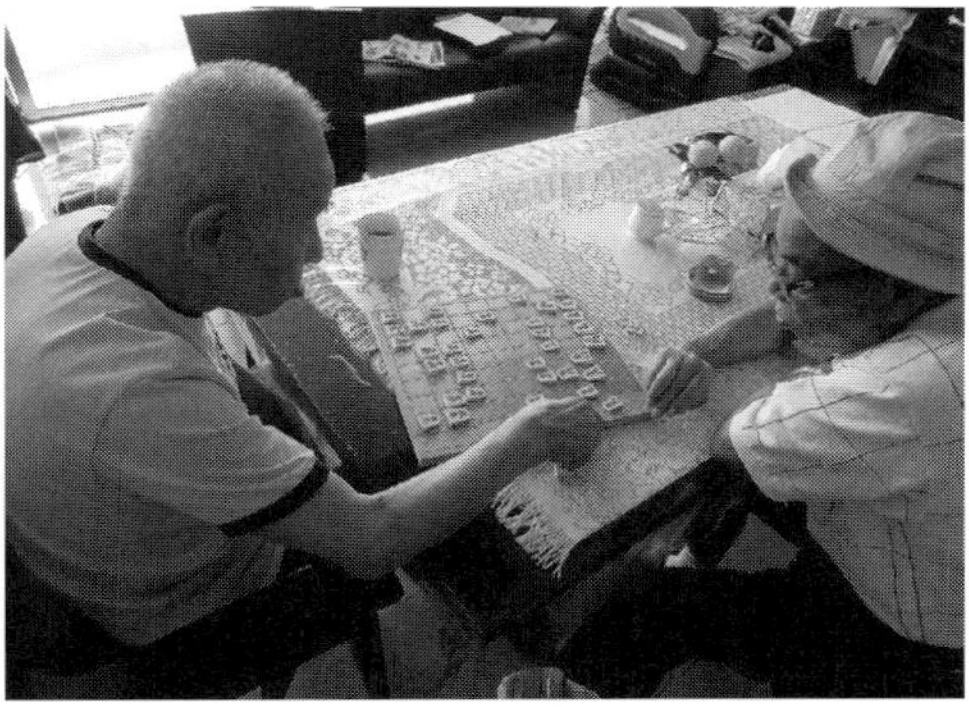

訪ねてきた友人と将棋を打つ山田さん

スタッフの苦労は大変だったと思います。それでも、薬に頼らず、朝起床して夜眠るという、人間に本来備わっている身体のメカニズムに沿って健康を取り戻していくことは、「なごみの家」の看護や介護が大切にしたいテーマです。

どのような病気であっても、医療や看護はその人の身体の苦痛を緩和し、それによって生活を取り戻すことが最終目標であり、その過程には介護との連携による生活の支援が不可欠です。医療や介護が同じ視点をもってケアに取り組む仲間となることで、住人（患者さん）の失われた機能を回復する可能性は大きく広がります。

それにしても、介護スタッフが山田さんとの関係づくりに取り組む姿勢には敬服しました。昼夜を問わず、一人ひとりに寄り添っていこうと努力している姿にはただもう脱帽、感謝の言葉しかありません。

今、日本の介護職不足は深刻化し、そのために施設閉鎖も起きています。これからの時代に介護職という仕事は欠くことができません。人のいのちと暮らしに寄り添う介護という職業に誇りがもてるように、社会的な評価を見直す必要があると思います。一方で介護職を選ぶ人たちも、その役割を自覚し専門職として歩んでほしいと願っています。

「なごみの家」の介護

介護福祉士　山崎　良子

「なごみの家」で働きだして三年が過ぎて、いろいろな方との出逢いがありました。「なごみの家」に来る前は、訪問介護で独居の方や家族、親戚の協力が難しい方を訪問すると、帰る時にいつも、「このまま夜も一人ぼっちだな……」と、後ろ髪を引かれる思いで退室し、ターミナル期の利用者さんの場合は少しドキドキしながら訪問し、声をかけて目を開けてくださったり、「はーい」というお声を聞くとホッとしたりしていました。

「なごみの家」では、それまでの経験から、入居者の方に淋しい思いは絶対させないという思いが強くありました。ところが、実際に働き出すと、「なごみの家」のケアとは、こちらが思うことを全部することではないということに気づかされました。そのくせ〝病人の気遣い〟になかなか気付くことができず、知らず知らず「してあげてる」「こっちでしたほうが早い」なんて気持ちになっていました。

本人のペースでその人らしい生活をすることを支える難しさ、また、それを待つことの難しさの中で生活リズムを少しずつ整えていき、無理のない程度の一日の活動や人とのふれあい等々、その人に合った生活を支えるためのケアに日々奮闘中です。

でも、たまに利用者さんの自然な笑顔に触れた時には、私の疲れは吹っ飛びます。

それから、痛みを訴える原因にもいろいろあることを知りました。不安感や恐怖感、もちろん疾

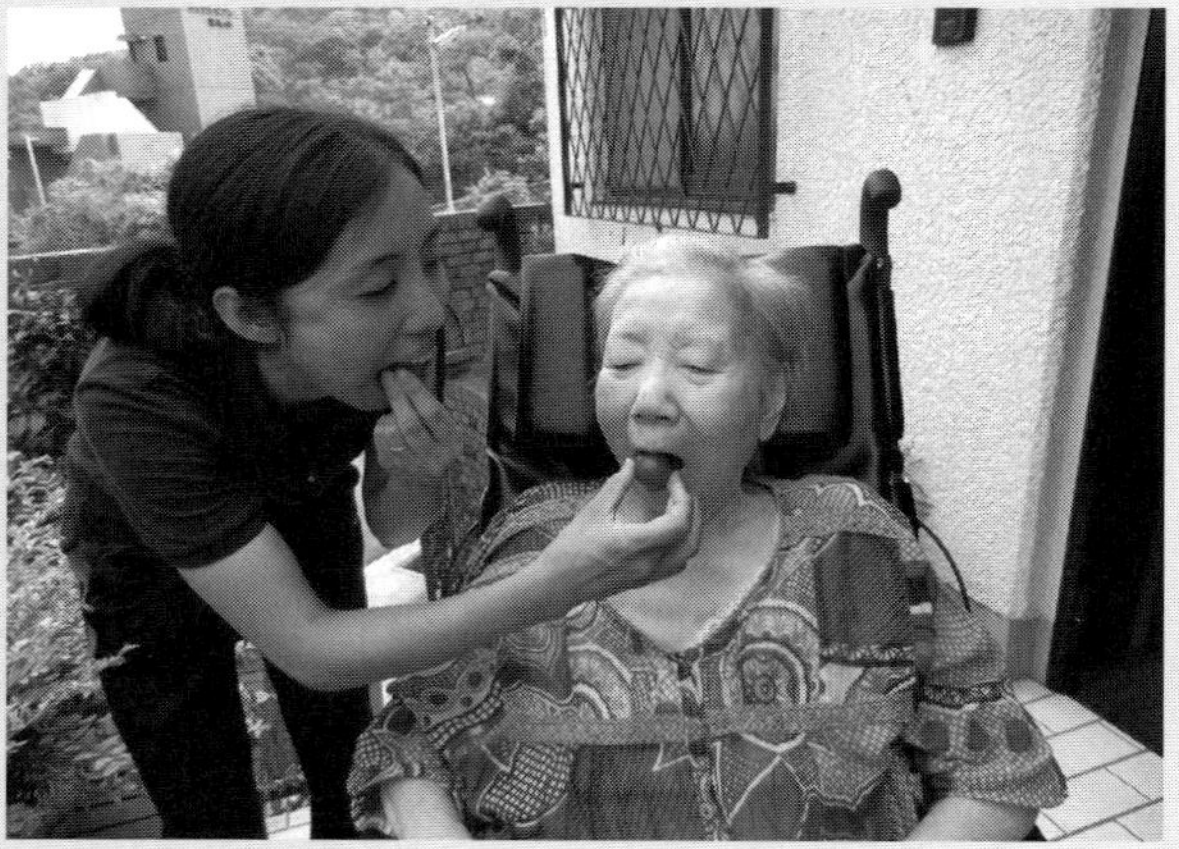

庭で採れたトマトをどうぞ

患からくる痛み。そのいろいろな痛みに対して薬だけに頼らず「手当て」の言葉通り、擦る、当てるという効果が、こんなにも大きいということを「なごみの家」に来て実感しました。しかめていた表情が少しずつ和らいで、「あー楽になったー」と言われた時は、「私にもできることがあるんだ！」と、単純に感動しました。

自分の家ではないけれども、自分の思いのままに生活をする家にしていく。そのサポートは、人それぞれで日々変わるし、家族の意向もあるから結構難しい。とも暮らしの中で住人と家族が安心して病気と向き合う、その時間を大切にしていきたいです。

「なごみの家」に来られたある女性のことが忘れられません。

百三歳というお歳でしたが、「今いる施設より、こちらがいい」と言って転居されました。施設で何も食べられなくなり、入院して点滴することよりも、「なごみの家」で自然に看取りをしてほしいと希望して来られた人でした。それでも好きなコーヒーを飲んだりして一カ月ぐらい過ごされ、時々目を開けてくださったり、童謡を口ずさんでくださったりしていたのですが、みるみるうちに眠っている時間が多くなり、ほとんど食べられなくなりました。

亡くなられた日、娘さんたち（三姉妹）は泣きながら看取られたのですが、その後一緒にエンゼルケアをさせていただいていると、「お母さんってお化粧してたっけ？」、「眉毛こんなん？」など話しながら、思い出の中のお母様のメイクができました。それからはじまって、娘さんたちの話は自分たちの七五三の時まで遡りました。

最後は笑いながらの思い出話。嫁に行き、母になり、何十年かが過ぎて、三姉妹がみんな笑いながら小さい時のことを語り合う時間をともする姿を傍で見ていると、最後までこの方は母親としての大きな仕事をして逝かれたんだなあと思い、感動しました。

死は悲しいだけではない、死に向かう時間を大切にすることで、残された人が豊かになるんだと思った瞬間でした。

そのためには私自身、専門職としてのケアの知識を高めていかなければならない！日々勉強して、適切な対応と判断力を養い、空気や陽光も味方につけて、住人の大切な時間を一緒に過ごしていきたいです。

生活を整えるケア

看護師　古西　泰子

「生活を整える」―私が「なごみの家」に来て出会った大好きな言葉。生活を「見守る」でもなく、「支援する」でもない、生活って「整える」ものなんだってことに驚き、感動した。

「なごみの家」は普通の家。そこで、みんなで掃除して洗濯してご飯を作って、一緒にリビングで食べて、しゃべって、笑ったり泣いたり、怒ったり言い合いしたり、どこにでもある日常の風景がくり返される。でも、不思議なことがいっぱい起こっている場所でもある。

余命宣告された人が、その十倍の月日を「なごみの家」で過ごしている。徘徊と暴力暴言があると施設から断られて来た人は、すっかりいいおじいちゃんに戻って家に帰って行った。食事が入らず点滴だけで寝たきりだった人は、緩やかに食べられるようになり、座ることができるようになり、立てるようになった。最初の一歩を目の当たりにした時は、本当に感激した。

他では経験できない、「なごみの家」でしか体験できないことがたくさんあり、いつも「いいもの」をいっぱい見せてもらっている。しかもタダで！

人が好き。だから遠い昔にこの職業を選んだ。年を重ね、「なごみの家」にたどり着いたことに感謝。学べる場と仲間がいる。「今日は、どんな想定外のオモシロイことが起こるかなぁ」とドキドキしながら通っている。だから私はなごみをやめられない！

医療との連携　暮らしを支える医療

暮らしを支える医療の中で

本田京子さん（八十歳）は、徘徊があるため入院中は迷子にならないように靴に鈴をつけられていました。乳がんが肺と脳に転移し、予後六カ月の診断でした。「なごみの家」に来られて一カ月は落ち着かず、自分の部屋もわからないし、押し入れや浴室をトイレと間違うことさえありました。

現在、本田さんは「なごみの家」在住五年目を迎えますが、この間に一緒に調理をしたり、新しい利用者が慣れないでうろうろしていると、転倒を心配して付き添ってくださったりと、認知症であることも、がんであることも傍で見ている人にはまったくわからなくなりました。

本田さんは元ポーラ化粧品のセールスレディだったので、私たちにもお部屋で顔のマッサージをしてくださる時期もありました。安いマッサージクリームを持参すると、「こんな安物はだめ」と言って自分のクリームを使用されるなど往時をうかがわせるこだわりもあり、今もお肌はシミひとつなく驚くほど美しい肌をしておられます。

最近は要介護５になって、日常生活のほとんどに介護を必要としますが、自然な老いの坂道を緩やかにたどっておられます。時々、食事をほとんど食べられなくなったりしますが、そんな時は好きな食材を探し、食べられそうな時間に食べられるだけの量をゆっくりと勧めることで、いつの間にかまた少し食事をとれるようになります。

ご家族も近所にお住まいで、しょっちゅう来られます。部屋には孫たちの写真が飾られ、入れ替わり立ち替わり来てくださっています。食事が食べられなくなっても慌てる様子もなく、「なごみの家では毎朝、きちんと服に着替えて過ごす、これが生活ですね」と安心して見守っておられます。

点滴や内服薬もなく、主治医は「僕は何か役に立っていますか」と冗談半分に訊かれますが、いつも見守っていただくことで、本人はもとより家族もスタッフも安心して暮らしているのです。

ホームホスピスで私たちが求める医療は、暮らしを支える医療です。暮らしを支える医療とは、本人の持つ力を引き出し、暮らしを助けるためのものであり、病院の医療を生活の中に持ち込むことではありません。私たちは、住人が病院から戻ってきた時には、二十四時間点滴をしながらベッドに横たわるのではなく、少しの時間でもチューブにつながれない自由な時間をつくり、家に帰ってきた喜びを感じていただくために創意工夫をしています。

私は、本当のところ家で暮らすということは、医療によって自分の暮らしを邪魔されないことだと思っています。医師の仕事は、人のいのちを直接的に支える重要な仕事ですが、在宅医療は救命を最優先とした医療ではありません。私たちの周囲には心ある医師たちが、二十四時間体制で活動されていますが、「なごみの家」も、そんな医師たちに支えていただき、暮らしを支えるための医療を受けていますが、それにより利用者が予想以上に長生きされる現実があるのです。

看取りの問題も、いつのころからか医療の範疇に閉じ込められましたが、人が死にゆく時には、救急蘇生や入院治療の場以外では医療は何もできません。訪問看護師として在宅の患者さんの家にうかがうと、時々ご家族から「何かあれば救急車を呼びますか」、「何かあれば先生は来てくれますか」と尋ねられることがあります。そんな時、家族が思う「何か」についてじっくりと話し合うことで「そういうことですね」と納得されることが多々あります。

実は、専門家に「これでいい」と太鼓判を押してほしいだけなのかもしれないと思うことがあります。

ＱＯＬを最大化するための医療

そうは言っても、病気によっては、さまざまな医療を必要とする場合があります。「暮らしを支えるための医療」と条件付けていますが、ホームホスピスにおいて、医療は大変重要なファクターです。詳細な検査や診断が必要な時は病院と連携し、受診し、必要があれば入院してもらうことは言うまでもありません。どんなに優れた介護スタッフがいても、症状や病状の管理には医師や看護師、薬剤師、病院との連携は欠かせません。

「なごみの家」では、入居希望者が見学に来られた時から本人や家族の暮らしへの希望とともに現状についての気がかりなことを尋ね、一緒に考えます。気がかりの多くは、病気やつらい症状に対してどのような医療が受けられるかということです。とくにがんの場合など、痛みを心配して病院でなければ過ごせないと思っている方が多いようです。しかし、在宅であっても、病院とほぼ変わらない疼痛コントロールができれば、入院にこだわる理由はなくなります。

「なごみの家」では、住人にがん性疼痛がある場合は、緩和医療の専門医複数と連携していますから、病院と遜色なく速やかに医療が提供されます。

「なごみの家」の訪問診療医である緩和ケア医の新城先生は、あるインタビューで緩和ケアについて次のように述べておられます。

「緩和ケアとは、その人がその時点で持っている力を最大化することです。専門用語で言えば、ＱＯＬ（生活の質）を最大化することですが、ディズニーランドに行くことや温泉旅行に家族で行くなど何か特別のイベントが、生活の質を高めるということではありません。ＱＯＬは、何げない日常生活の営みのくり返しにあります。痛みがあったり、吐いたりしていると、日常生活を送る力が落ちてしまう。僕らの仕事は、薬の力で歩けない人を歩けるようにするのではなく、痛みや吐き気、食欲不振の重しを取り除いてあげることで、元々持っている歩く力を引き出すことです。重しを軽くするところまでしか、手助けできないのです」

新城先生は、訪問診療に来ると住人と一緒に昼食をとりながら、自分が担当する住人だけでなく、「なごみの家」の住人みんなに声をかけ、さりげなく健康状態を気にかけてくださっています。

がん末期と言われた「なごみの家」の住人が、「やっと痛みが取れた」と言って炊事を手伝ってくださったりできるのは、こうした専門的な医療の支えがあるからです。何より、医師たちがスタッフの声に耳を傾け、適切なかたちで連携してもらえることが、利用者の安心につながっています。

「なごみの家」の医療連携

住人はもちろんですが、こうした医師と連携することで、看護や介護スタッフも不安なくケアに取り組め、ケアの充実につながります。

もう一つ、「なごみの家」の穏やかな日常の中で、医師の訪問は住人にとってちょっとした刺激にもなっています。忙しい訪問診療の合間に利用者と一緒に昼食を食べて、世間話に花が咲くこともあります。住人の皆さんは、訪問診療が予定されている日は、朝から入念に自分の着る服を選びワクワクして待っておられます。その様子は、人生の先輩に対して申し訳ないのですが、とても「カワイイ」のです。

そうした日常の見守りの中で、病状や症状が変化するごとに対応してもらい、必要に応じてご家族や関係者に声をおかけして、医師から説明してもらいます。そうすることで、ご家族に現状を理解してもらい、共通認識の上に医療的選択を一緒に考えるようにしています。

それをくり返し、そこで意思を確認しながら、最終的な意思決定へのプロセスをともに歩んでいきます。住人は

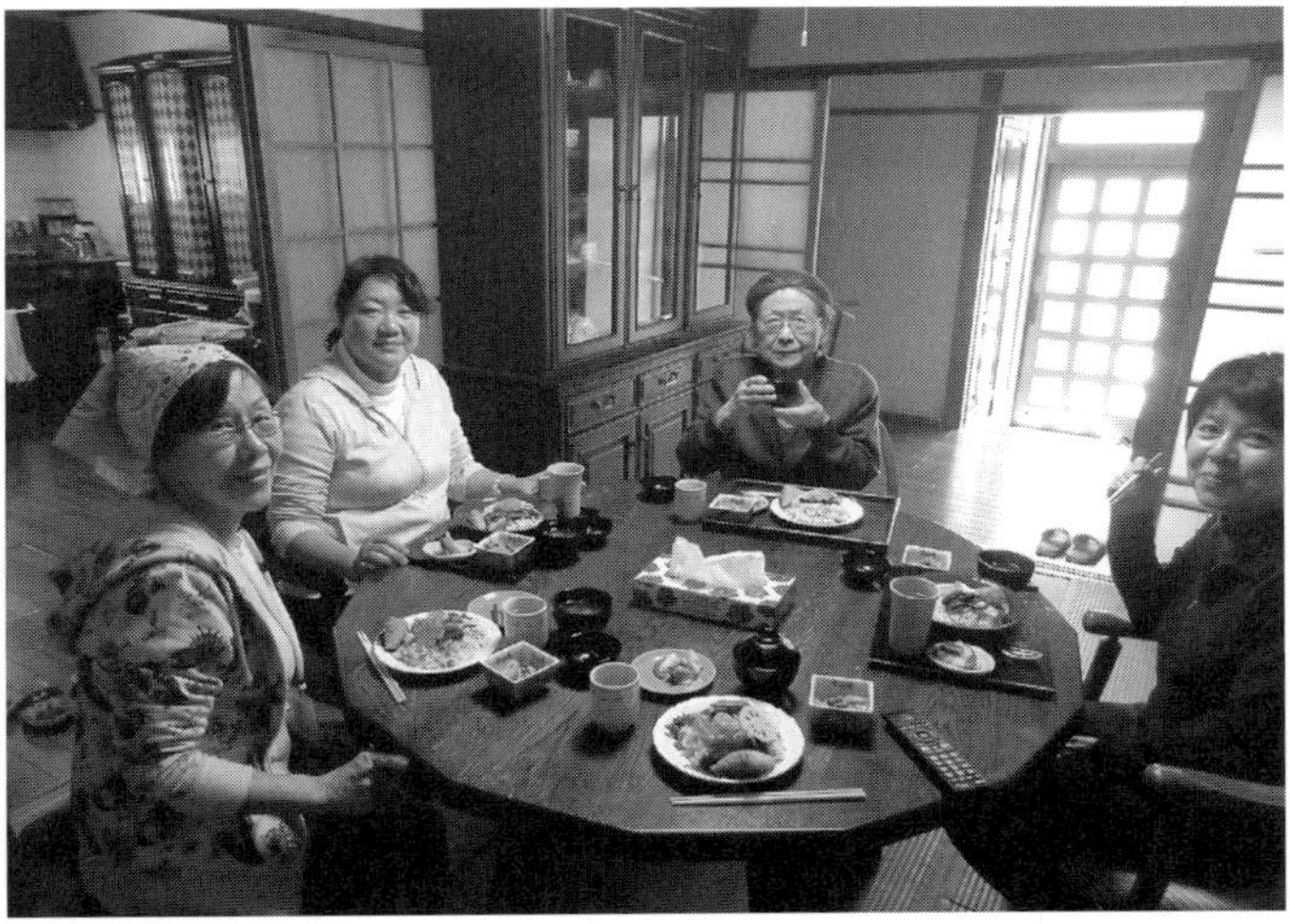

主治医の診療日。「西丸山」のリビングで。この日は、他の利用者はデイサービスに行ってお一人だけお留守番。先生も一緒にお昼を食べていただく。右から森本有里医師、利用者、看護師、料理スタッフ

日々の小さな意思決定のくり返しによって、自分で決めることを学んでおられるように思います。不安な中での意思決定は困難です。

「なごみの家」を支える医療は、医師や看護師だけではなく、薬剤師さんや歯科医の先生が大きな役割を持っています。

すまポラム薬局をはじめとして薬剤師さんは、生活を支える介護職にもわかるように、個々の薬を準備してくださっています。緊急時も快く対応していただき、薬剤を変更する時には住人一人ひとりに説明し、生活上のことまで話を聴いてくださっています。

歯科医師の定期往診も、食を支える重要な医療です。時間をかけて治療し、スタッフにケア方法を指導するなど、きめ細かい対応をしてもらっています。そのお陰で、住人は最期まで口から食べることができています。そうした総合的な医療体制が土台にあることで、ホームホスピスケアの質が担保されているのです。

ホームホスピスは、現在の国の課題である地域包括ケアシステムそのものです。医療と介護の包括的なケアが提供される仕組みで、最期までその人らしく生きることを支援することが、ホームホスピスの役割です。

「神戸なごみの家」にお世話になって・・・

森本医院　緩和ケア内科医師　森本　有里

「神戸なごみの家」とは、私が診療所を開設する前からお世話になっているので、約七年のおつきあいになります。あっという間の七年でした。「なごみの家」とスタッフのお陰で、この七年間で、多くの方を普通の生活の中で見送ることができました。

最期まで自宅で過ごしたいと思っていても、実際にトイレに自力で行けなくなった時に現実に直面します。その時に、療養場所がないと病院へ入院することになってしまいます。看取りが近くなって、生活を支えることができないという理由で入院されることを残念だと思っています。

私は、家で診ていた人が入院されたらお見舞いに行きますが、病室を訪ねると、家にいた時と違って「〝病人〟になってしまったなあ」と思うことが多いです。病院にいても最期まで自分らしく過ごせたらいいのですが、まず無理でしょう。そのような時に、「なごみの家」に出会えて、入院せずにすんだ人は幸せだと思います。スタッフの対応がいいので、皆さん、穏やかに過ごしていただいています。

ただ、悩みもあります。それは、部屋が空いていないことが多く、希望してもすぐに住めるわけではないということです。理由は、ケアがいいからでしょう、予後予測に反して元気に長生きしている方が多いせいです。それはとても喜ばしいことなのですが、「なごみの家」から自宅に帰ることができた方も何人かいることを考えると、長期間体調が安定していたら他の人へ「なごみの家」

を譲る気持ちをもっていただけたらと思うことがあります。まあ、これは私の勝手な望みですが。「なごみの家」はまだまだ需要に追い付いていませんが、建物があったら解決する問題ではありません。そこで働いてくれるスタッフがいてこそ「家」になるので、ヘルパーさんや看護師さんが非常に重要になってきます。

「なごみの家」は「生活する場所」とスタッフによるケアの両方を提供してくださいます。どちらかが欠けても成り立ちません。松本京子さんはじめ「神戸なごみの家」のスタッフの皆さん、これからもお世話になります。よろしくお願いします。

「なごみの家」でなごみたい

森本医院　看護師　金　秋月

私は、往診同行ナースとして「なごみの家」設立当初から訪問しています。

ホームホスピスってどんなところだろう、と思われる方もいらっしゃると思います。イメージとしては病いがあっても、身寄りがなくても、介護が必要になっても、最期まで過ごせるシェアハウスという感じです。二十四時間スタッフが常駐しているので往診にうかがった時も患者さんの状態がよくわかり本当に安心できます。

「新規の患者さんは、なごみの家におられます」と聞くとホッとしますね。

四季の移り変わりが感じられ、食事もとても美味しいので、自分もいつか入居したいと思うとてもなごめる場所です。

風が通る家

森本医院　事務　**森本　和**

「なごみの家」には、今年（平成二十七年）の六月から訪問に同行させていただいています。清潔感があり、高い場所にあるため風がよく通り、気持ちのいい場所だなといつも思います。スタッフの皆様がとても明るく笑顔の素敵な方ばかりなので会話も弾み、訪問するたびに元気を分けていただいています。

介護施設のイメージとして、今まで事務的で形式ばったものだと思っていましたが、「なごみの家」では、「また一つ新しい家族が増えたのでは?」というくらい楽しい印象を受け、私の今までの固定観念が無くなりました。また、犬の姫ちゃんも可愛く、動物とともに過ごすことで穏やかな時間を送れる場所だなと思います。

＊　＊

森本医院は、スタッフみんなで「なごみの家」を支えてくださっており、時には、住人とともに食事を楽しんだり、医療と暮らしの両面から支えていただいています。

クリスマス会には趣味のサックスやオカリナ演奏で盛り上げていただいています。クリスマス会と言えば、新城先生も必ずバイオリン演奏で楽しませてくださり、優雅なひと時をご家族やボランティアさんも一緒に過ごしています。今年も楽しみです。

＊＊

訪問薬剤師から見た「なごみの家」

すまポラム薬局　薬剤師　宮内　智也

「笑顔が溢れている」。薬剤師として「なごみの家」を訪問して感じることです。入居者の笑顔だけでなく、そのご家族、介護者や看護師の笑顔も多く見られます。介護施設に訪問しているのではなく、友人の家に遊びに来ているような安心できる感覚があります。私は入居者の薬の管理や服薬指導をするため、週に一、二回「なごみの家」を訪問しています。

「なごみの家」だけでなく、複数の介護施設へ訪問しています。どの施設でもそうですが、入居者は施設のルールに従って暮らしています。それは起床、就寝時間や食事、外出の時間、会いに来る家族へのルールなどさまざまです。そのためか、集団生活をさせられている、そんな印象を受けます。

「なごみの家」では個々の生活リズムを大事にしています。まるで自宅で自由に暮らしているように、入居者一人ひとりの家が「なごみの家」にあるように、それぞれの時間で寝起きしていますし、家族はいつでも会いに来られます。夜中におやつを食べる方もいれば、中には「なごみの家」

で結婚式を挙げた方もいます。

「なごみの家」での関わりの中で印象に残ったのは、Sさんのことです。Sさんは入居当初、不満ばかり周囲に漏らして馴染めずにいました。しかし、「なごみの家」で生活するにつれて愚痴が減り、笑顔で話すことが増えました。さらに、介護度が下がったことには驚きました。入居から一年経った今では、新しい入居者の不安を察し、「大丈夫よ、私が傍にいるから」と声をかけて一緒に居てあげています。その様子を見ると、まわりも温かい気持ちになります。入居者が、他の入居者の手助けをする、そんな光景が「なごみの家」では日常的に見られます。

入居者の選択の幅が広ければ一方でリスクが多いため、ルールを設ける施設も多いのだと思います。では、高齢者は施設に入れば、我慢をしなければならないのでしょうか。限りなく家に近いような環境で、最後まで、自分らしくいられるよう入居者に寄り添う「なごみの家」だからこそ、自由で明るい暮らしができるのではないでしょうか。他の入居者を手助けする心の余裕が生まれるのではないでしょうか。

住み慣れた場所で暮らしているような安心感が生まれる、それが笑顔の多い理由だと思います。入居者のしたいことを尊重して手助けをする。「なごみの家」のスタッフの方々を見て、本当の介護とはこういうことかと感じました。

そんな笑顔が溢れている「なごみの家」をこれからも応援していきたいと思います。

看取り　家族が主体の看取りを支援する

見えなくなった死

「なごみの家」で看取りを体験されたあるご遺族が、「人が死ぬ瞬間を初めて見ました。こんなふうに呼吸が止まっていくんですね」と言われました。人の死を見たことがない人が増えてきました。それは同時に、自分の死が見えないということです。

「太陽と死は直視できない」と言ったのは、十七世紀、フランスの文学者、ラ・ロシュフーコーです。また、「自分の死は体験できない」という言葉があります。臨死体験はあるかもしれませんが、「死」は体験できません。私たちは、他者の死を通して自らの死を考え、学びます。そして、それは同時に今ある「生」を考えることだと思います。

肺がんになって、予後三カ月と診断された吉田栄治さん（八十四歳）は、生涯独身を貫き、働いて老後に困らない資金を貯蓄されていました。いったいどのくらい貯めておられたのかその総額は知りませんが、「なごみの家」に来られた時「今、お金はあるけど、あと三十年生きたらこのお金は無くなる。その時はここを追い出されるのか」と真剣に訊ねられました。

私は、「あと三十年ですか……。三十年経った時にどうしたらいいか一緒に考えましょう」と返事しました。付き添っていた甥御さんが「おじさん、お金はそれでも十分あるから、自分のために使ったらいいですよ」と言葉を添えられました。笑い話のようですが、本人はいたって真剣でした。

人生から死が見えなくなったその一方で、医療の進歩により過剰な延命処置が可能になりました。ホスピス病棟が、死ぬ場所ではなく症状を軽減するところとなったのはいいとして、一方で症状が取れれば再び治療を始めることが可能になり、ぎりぎりまで死が見えないという皮肉な状況があると聞きます。それは、自分の人生と和解する、あるいは納得するための時間がないということです。

「人の世話になってまで長生きしたくない」と言っている人でも、両親の話になると「自然でいいです」という決断は難しいのが人情です。残されたきょうだいの中で、あの時「あなたが決めたせいで」と言われるのがつらい、遠方の親族に理解が得られない、など事情はそれぞれありますが、現代は「自然死」が難しい時代です。

暮らしの延長線上に見える看取り

「なごみの家」を利用される方がすべて、はじめから「終《つい》の棲家《すみか》」と決めて入居されるわけではありません。日々を納得して過ごすうちに、自然に自分の身体の変化を受け止め、抗うこともなく、受け入れて逝かれる姿をよくみます。

五、六人と少人数の「とも暮らし」ですから、昨日まで一緒に食卓を囲んでいた人がリビングに出てきて一緒に食卓につくことができなくなり、その方の部屋を訪ねて静かに横たわっている姿を目にすると、弱ってこられ、時間があまり残されていないことが理解できます。それでも慌てたり、怖がったりすることもなく、しばらく手を握って話をしたりして過ごしておられます。おやつを持って見舞われる方もいました。中には、「こんなに具合が悪いのに、なんで病院行かないのか」と声をかける住人もいましたが、その方自身が弱ってきた時、「これからどうしましょうか」と訊ねると、「病院に行きたい」とは希望されませんでした。

私たちは、本人はもとより、家族にも入院の希望などくり返し確認しますが、これまで最期に入院を希望された方はいませんでした。

また、ある人はとも暮らしの仲間を看取った後に、「この家で自分が最初にあっちへ逝くと思っていたのに、いつの間にか三人も見送ってしまった。人ってわからないね。それまで生きることだね」とつぶやいておられました。もしかしたら、他の皆さんも心ひそかに「次は自分の番かもしれない」と思っておられるのかもしれません。日々の暮らしの中で、自然に病いと死を受け入れていく。暮らしの延長線上にある看取りとは、このような姿ではないかと教えられます。

私たちはいつのころからか暮らしの場から死を遠ざけ、見えなくしたことで、死に対して過剰に恐れや不安を抱くようになったのではないでしょうか。

五十歳代の若い人は、病院ではなく、「なごみの家」を選んだ理由を、「自分が危篤状態になった時に、病院からの連絡を受けて駆けつけた親族が集まり、病室や廊下で今か今かと待っている姿は嫌だ」と言われました。そして、早くから伝えたいことは伝えているから、すべて準備が整えば、「日常の中で静かに逝きたい」と、希望されました。

最期を過ごす場所の選択には、その人や家族の歴史があり、私たちにはわからないことがたくさんあります。それでも、その人の生き方が反映された決断であると思うと、その決断を最後までなんとかしてかなえたいと願っています。そして、ホームホスピスもその選択肢の一つと考えています。

國森康弘「いのちつぐ『みとりびと』」写真展

ホームホスピスを、「看取りを地域に取り戻す文化運動」と表現されたのは、現在、高齢者住宅財団の理事長であり、今年（平成二十七年）設立した一般社団法人全国ホームホスピス協会の理事をお願いしている高橋紘士先生です。

昭和五十一（一九七六）年以降、病院での死と在宅での死が逆転して、以後、右肩上がりに病院での死が増えつづけ、いつのまにか病院で看取ることが当たり前になってきました。それにともなって、死が日常から見えなくなり、死は怖いこと、見せてはいけないこととして隠されていきました。

しかし、人は必ず死を迎えるのです。平成二十七（二〇一五）年の敬老の日の発表では、日本では八十歳以上の人が一千万人を超えました。しかし、その一方で、必ずしも長生きを喜べる社会にはなっていません。

今、私たちはもう一度、死にゆく人からのメッセージを受け取り、いのちのバトンをつないでいく看取りの在り方を考え直す時期に来ているように思います。子どもの虐待やいじめによる自殺、働き盛りの自死などのニュースを聞くたびに、いのちについて学ぶ機会をつくる必要があると切実に思います。

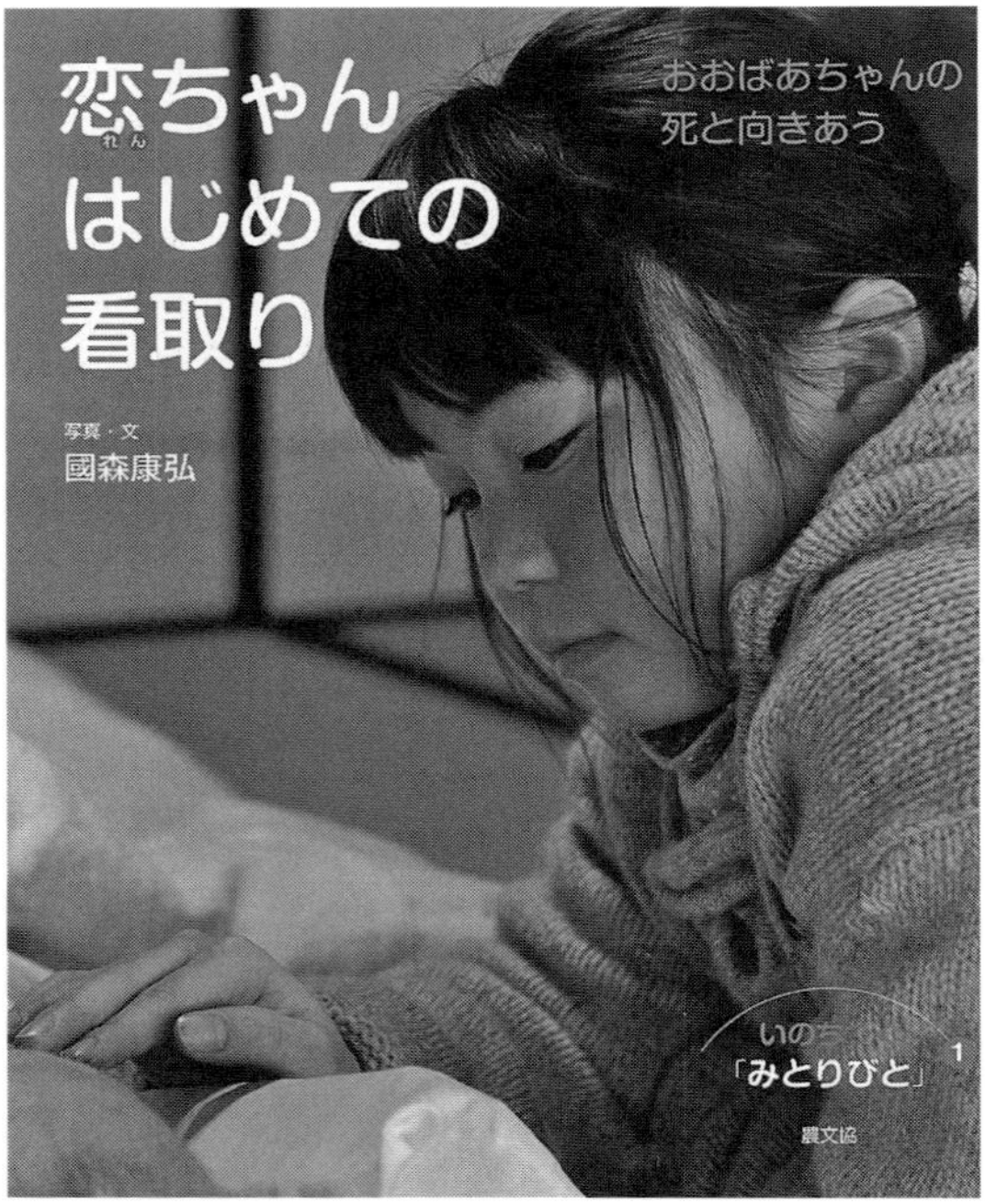

いのちつぐ「みとりびと」シリーズ第１巻『恋ちゃんはじめての看取り』（農文協刊）

昨年（平成二十六年）、國森康弘さんの写真展を神戸で開催しました。國森さんは元神戸新聞の記者であり、世界の紛争地や東日本大震災後の写真を撮りつづけて、多くの死を見てこられました。そして、その対極にあるとも言える日常の中の死をテーマに、写真絵本『いのちつぐ「みとりびと」』シリーズ（農文協）を出版されました。

私は宮崎で全国ホームホスピス研修会を開催した折、同時に開催されていた國森康弘写真展を観て深く感動し、どうしても神戸で写真展を開催したいと思いました。

昨年六月、その思いが実現しました。神戸駅地下街の「デュオこうべ」という人通りの多いショッピングエリアに会場を設けました。繁華街を行き交う人たちに、人の死をテーマにした写真展がどう受け取られるだろうか……、そういう気持ちもあったのですが、開けてみれば想像以上の大盛況で、六日間で一〇〇〇人を超える人が立ち止まり、ゆっくりと時間をかけて写真を観てくださいました。

写真展に来た人は、「家で死ぬのが一番幸せやなあ」、「こうやって家でも死ねるんやなあ」、「人の亡くなった顔を初めて見た。こんな写真をもっと見ておかんといかんのやなあ」、「とにかくすごい」と感想を残してくださいました。中には、写真から溢れ出るいのちの輝きに涙を流し、一時間以上もかけて見入る人もいました。

看取りは決して忌み嫌うべきものでも隠すものでもなく、人生に穏やかに幕を下ろし、いのちのバトンをつないでいく大切な出来事です。私たちはその方が生きてこられた人生に敬意を表し、別れを惜しんで、いのちのバトンを受け取る家族としての重要な役割があると、写真展を開いて改めて思いました。

國森さんは、小学校でもいのちの授業をしておられます。

小学校高学年のクラスで「人は死んでも生き返ると思いますか」という問いかけに、クラスの三割の子が「はい！　生き返ります」と手を挙げ、「では、何回生き返りますか」という問いに「三回」と答えたそうです。死を知らなければ、生の輝きや尊さは学べません。

いのちのバトン・・息子を残して

「なごみの家」は、八畳ほどの広い部屋をいつも空けています。そこには住人が最期を迎える時に家族が泊まれるように簡易ベッドを準備しており、食事や入浴もできます。これまでも一週間、姉妹で泊まって看取りをされた方もありました。

五十歳の山本恵美子さんは、息子さんと二人で暮らしていましたが、いよいよ日常生活に介護が必要になった時、病院か「なごみの家」か、その選択について恵美子さんと息子さんの間で意見が分かれました。最終的には恵美子さん自身が選んで、「なごみの家」に来られました。

自宅ではいつも炬燵《こたつ》に入って休んでおられたので、「なごみの家」でも炬燵を準備し、息子さんは会社の帰りに寄って、一緒に夕食をとり自宅同様に団らんの時間を過ごされました。そんな時は、私たちは邪魔をしないように息子さんに任せています。

恵美子さんはそれまで自立した人生を送ってきており、「なごみの家」に来る時には、自分が死んだ後のことなど準備をすべて終えておられ、息子さんに大事なことを伝えているから何も悔いはないと言われていました。ただ、一人残る息子がまだ頼りないと心配されていました。

ほとんど食事が摂れなくなっても、息子さんの帰りを待って一緒に夕食をしていました。息子さんは、当たり前のようにお母さんの分と二人分の食事を食べて、「完食です」と笑っていました。男性ですから言葉は少ないけれど、とても微笑ましい光景でした。

山本さんはがん性疼痛があったのですが、臨時の痛み止めを使用する時も自分で量を決めて、自分の意思をしっかり持って過ごされていたので、私たちは食事の提供と入浴のお世話をするくらいでした。そして、最期は彼女の希望通り息子さんが一人で看取られました。

「頼りないから心配」とくり返しておられましたが、息子さんはお母さんが生前に望まれたとおりの葬儀をしっかりと執り行われたようです。

カバンいっぱいの桜

「なごみの家」には、一人暮らしの人もいます。一人暮らしだった長野陽子さん（七十歳）は、がん性疼痛がひどく日常生活が困難になったため、「なごみの家」を利用することになりました。この時に入院という選択もあったのですが、長野さんは「まだ入院する気持ちにはなれない」と言われました。長野さんにとって入院は死を意味していたようです。

「なごみの家」に来てからも痛みのために排泄が大仕事でしたが、両腕を使って上手に動いていました。自営業だったために、動けるうちに会社を閉めていろいろ整理しなければならないことがありました。決して楽しくはない作業だったと思いますが、時折ため息をつきながら淡々と整理されていました。

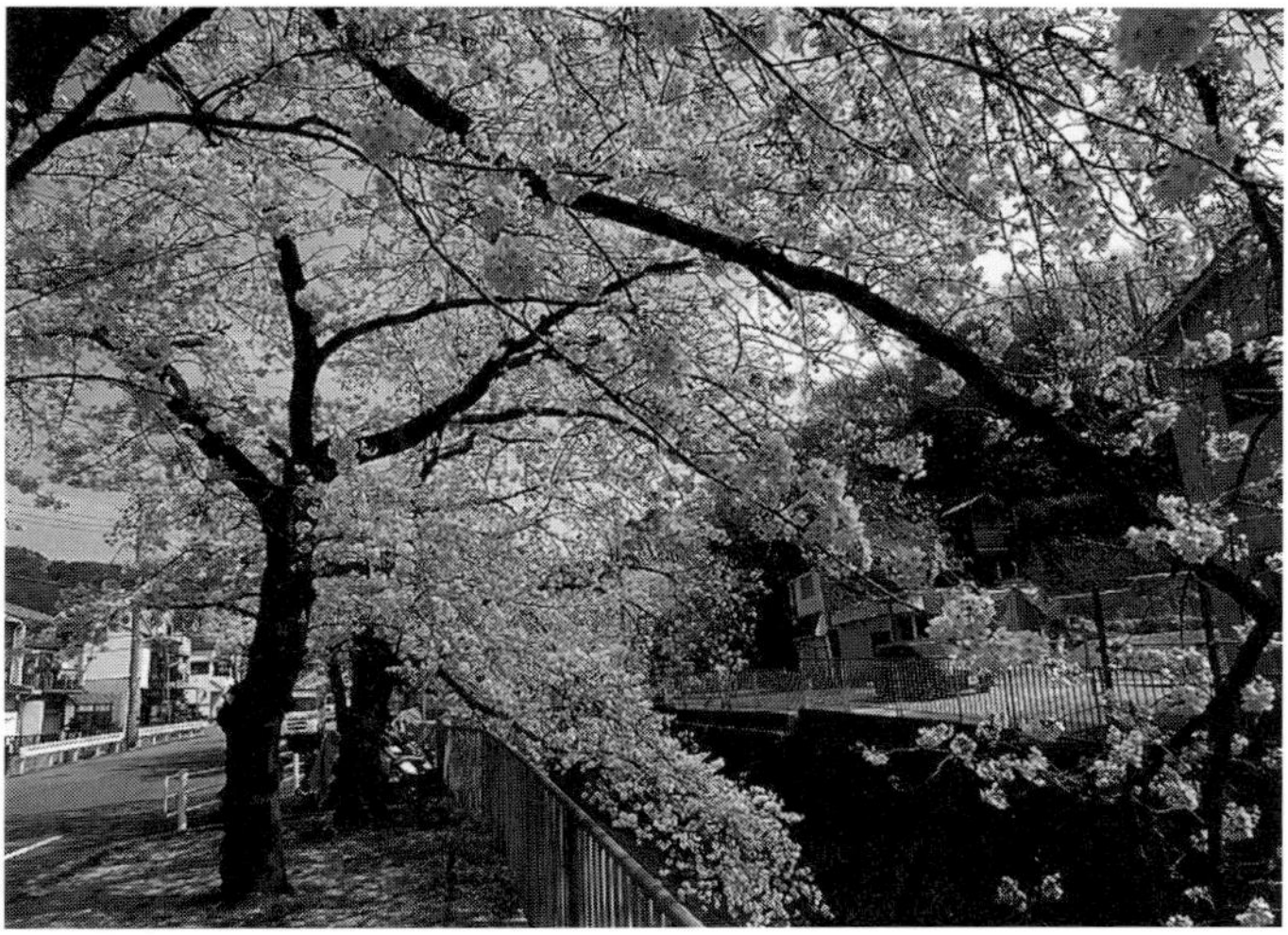
「中津庵」の近くを流れる宇治川沿いの桜

整理がすべて終わった時に、お手紙をいただきました。そこには、夫から受け継いだ会社を閉めることについて書いてありました。私自身も、独立して事業を運営する立場ですから、やむを得ず仕事を整理しなければならない無念を思うと、何も言葉をかけることができず、黙って握手をしました。

旅立ちは、桜の花が咲くころ、みんなで花見をしようと話し合っていた時でした。

その夜、他の住人の家族が大きなカバンを抱えてやって来ました。バッグの中には、桜の花がぎっしりと入っていました。

それから、ベッドに横たわる長野さんの周りに桜の花を飾り、花見の宴でお別れをしました。

私は驚いていました。いつ、どうしてこんなふうに絆ができたのか、大きな感動で涙が溢れ言葉が出てきませんでした。「なごみの家」で出会ったあらたな家族が主体の看取りでした。

「なごみの家」は、他者との「とも暮らし」の家ですが、同じ釜の飯を食べる毎日の中で、いつしか家族のように絆を深め、同志のような集まりとなっていたのだと思います。

ここでは、誰もが限られた時間を感じながら、一日一日を慈しみ、支え合って暮らしています。きっと、スタッフも知らないことがたくさんあるのでしょう。ハウス・マリアフリーデンのエイズホスピスのように、住人が主体となって暮らす家に少しずつ近づいてきているように感じます。

長野さんが住んでいた家は、姉弟によって片づけられましたが、ほとんどの家具や、電化製品、食器は二軒目の「西丸山」にそのまま寄付していただき、長野さんが生前使用していた家が、そのまま私たちのところに移ってきて生きています。

看取りを支援する

家族が主体の看取りを支援する上で大事なことは、私たちの認識と本人・家族の理解のギャップが広がらないように努めることです。住人は家族が来ている日とそうでない日では、明らかに様子が違います。家族の前では、心配をかけまいと努力して食べたり、頑張って起きて過ごされます。その姿が家族にはどのように映っているのでしょうか。

「今日のお母さんは、どのように見えましたか」と声をかけ、家族から見たその日の様子を尋ねます。その上で、家族の理解を尊重しつつも、他の日の食事の様子や過ごし方をお伝えします。ご家族と私たちの理解の歩幅を合わせるように努力することは、家族へのケアとして大切です。一方的に説明することは、結果として後から修正しなければならないことが多く、時間の節約にもなりません。「家族が病状を理解していない」と言うのは簡単ですが、私たちは専門家ですから、家族にもわかるように伝える義務があります。厳しい現実であればあるほど受け入れがたく、伝わりにくくなりますから、丁寧に伝え、看取りに向かっていく過程を一緒に歩みたいと思っています。

多くの家族は、住人の残された時間が少なくなってくると、ほぼ毎日訪ねてこられます。中には「毎日見てるから説明されなくてもよくわかる。こうやって逝くんですね」と言われた方もいました。遠方であれば、お電話をするなど家族とのつながりを保つようにしています。

国民の多くが在宅で最期を迎えたいと希望しながらも、実際には介護力不足や急変時の不安を理由に諦めているのが現状です。

私たちは、一人暮らしでも自宅で過ごすことを希望された場合、訪問看護で最期まで支える努力をします。最も大事なことは、本人の意思、そして家族の意思です。独居や老々介護では、多少の孤独感や介護負担があると思いますが、苦痛の緩和と排泄や睡眠の調整をすることで、最期まで自宅で過ごす人が増えてきました。

在宅ホスピスを可能にするサービス

在宅サービスの充実に向けて、定期巡回・随時対応や看護小規模多機能型居宅介護支援サービスなど新しい制度が整ってきています。さまざまなサービスを活用すれば在宅で過ごせることを、もっと多くの人に知っていただきたいと思っています。

私自身は、「時々入院、ほぼ在宅」は、人の尊厳を考えた時、そんなに悪くないと思えるのです。介護に疲れた時に少し休めるショートステイがあると、介護の長期戦も乗り切れるのではないでしょうか。「なごみの家」の活動についてご紹介するのは、人生には終わりが必ずあるという現実と、その時に自分はどうしたいのか（変わってもいいから）決めておくことの必要性を伝えたいと思ったからです。そして最期まで人との交流を保つことによって、悲しいけれど、死は怖くはないということも伝えたかったことです。

加齢や病気によってそれまでの自立した生活がつづけられなくなっても、さまざまなサービスがあること、地域の中でも最期まで過ごすための選択肢があることを知っておけば、自分で選ぶことができます。自宅では、二十四時間連続したサービスを受けることは限界がありますが、そのぶん誰にも気兼ねなく自由に過ごせるいい面もあります。病気になったら病院で過ごすことが当たり前という時代がつづきました。今、その社会は変革を迫られています。

ホームホームホスピスも一つの選択肢として考えていただきたいと思うのです。

チームアプローチ　多職種連携のあり方

ホスピスケアには、死にゆく人の多様なニーズに対応するためのチームアプローチが不可欠です。「なごみの家」では、医師をはじめ訪問看護、訪問介護、薬剤師、歯科医師、訪問入浴、訪問リハビリ、家族、友人、ボランティアなどが住人のニーズに応じてチームをつくって協働しています。

統合モデル・・もう一度、口から食べよう

浜田洋子さん（七十二歳）は、アルツハイマー型認知症を患っており、ご主人が在宅で七年間介護していました。ある日突然、痙攣の重責発作を起こし救急搬送されて、抗痙攣剤が必要な状態になり、相談を受けた時は経管栄養になっていました。ご主人は胃ろう造設の有無に悩み、経鼻栄養のまま療養型病院へ転院となりました。

新築で設備が整った病院への転院で、当初ご主人は、「こんなに素晴らしいところで看取りができるなら、妻は幸せだ」と言って喜んでおられました。しかし、病院での生活は、七年間

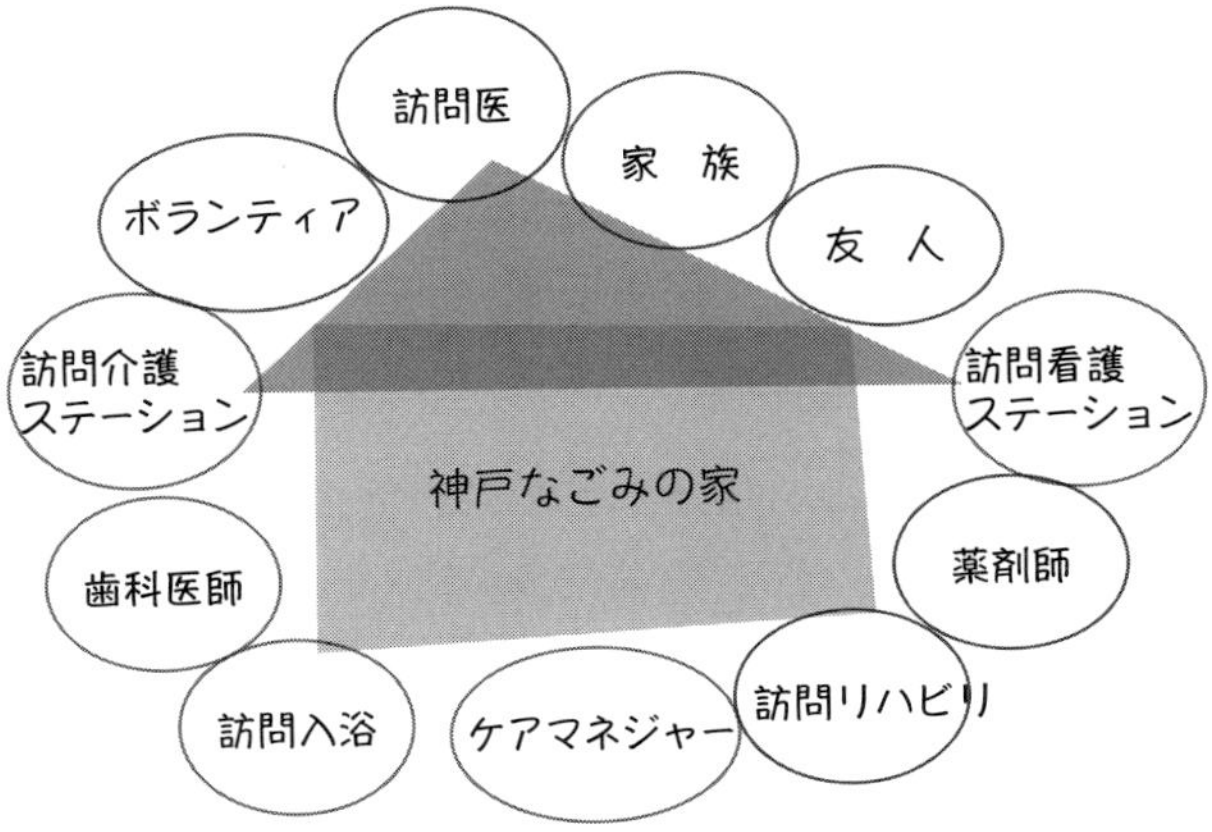

「なごみの家」のチーム

家で介護をしてきたご主人にとっては到底満足できるものではなく、結局、退院させて自宅へ連れて帰られました。自宅では、それまで通りに手を抜かず細部にわたって行き届くケアをしておられましたが、ご主人の疲労は蓄積しており、ついにダウンしてしまいました。自分の力の限り、愛する妻を看たいと願いながらも体が動かない現実に、ご主人は落ち込んでいました。「なごみの家」を利用すると決めてからも、迷いがあったのではないかと思います。

洋子さんとご主人が「なごみの家」の暮らしに慣れてくると、ご主人は「もう一度口から食べさせたい」という希望をもたれるようになりました。スタッフからも上手に唾液を飲み込んでいるという報告があり、経口摂取を取り戻すためにチームが動き出しました。介護スタッフが観察した唾液の嚥下は、次のケアにつながる大きな情報でした。

まずは、理学療法士によって座位姿勢の確保に取り組み、動画を撮ってチームの誰もが同じように洋子さんの姿勢を保てるようにすることから始めました。主治医は、抗痙攣剤をぎりぎりの量まで減らし、覚醒レベルが上がるように調整しました。口腔ケアの徹底は、宮崎の「かあさんの家」で習ってきた方法を使い、同じく動画でスタッフの技術の統一を図りました。定期的な歯科検診と言語聴覚士の勉強をした看護師が中心となって、総勢七職種が経口摂取に取り組み、洋子さんは今、完全に口からものを食べて過ごしておられます。ご主人は洋子さんの好物である果物をもって一日二回ほどやって来られますが、時折倒れそうになるので、ドクターストップならぬ介護ストップが必要です。

ご主人は今、洋子さんが今後、口から食べることが難しくなった時は、もうそれが寿命だという覚悟をされて、二人の毎日を大事に過ごされています。洋子さんのお肌がツヤツヤで、皺ひとつなく美しいことがご主人の自慢です。

洋子さんの、「経口摂取を取り戻す」という統一した目標をもって、多職種が関わり、重なり合う役割を担いながらもそれぞれの専門性を発揮したこの取り組みは、多職種連携、協働からもう一歩前進し、統合モデルとなったケースです。結果、重要なことが専門性の隙間から抜け落ちないようになり、成果が得られました。

洋子さんは、自分の力で好きな果物を食べておられます。口から食べることを取り戻して一年が経過し、ご主人もすっかり安心され、胃ろうを閉じました。

チームで目的を共有する

多職種連携とは、さまざまな専門家が集まって情報交換をするだけではありません。それだけでは成果は出ません。目的をもって集まり、目的達成のために一歩ずつ可能な目標を設定し話し合う中で仲間意識が芽生えます。参加したメンバーの学びも大きいように思います。洋子さんに提供した技術は、その後、他の人にも応用し、最期まで口から食べることを目指して、スタッフは毎日奮闘しています。

三カ所の「なごみの家」に出入りする専門職は、利用者十四名に対して、医師・歯科医師だけでも七人います。薬剤師四人、ケアマネジャー五人、他に理学療法士、作業療法士、訪問看護師、訪問介護士、デイサービス利用と、利用者のニーズに応じて多種多様です。市原美穂さんの報告によると、「かあさんの家」の場合、一軒の家に一つの地域包括ケアと言えるほど、多くの人が出入りしているそうです。住人一人ひとりのニーズを丁寧にアセスメントして、本当に必要なサービスにつないでいくのはケアマネジメントとして当たり前のことですが、すべて身内のサービスで囲い込みをすると真のニーズが見えてこなくなります。

病院や介護施設などを中心に、訪問看護ステーションやヘルパーステーション、デイケア、デイサービスと多角的に介護事業を展開する事業所が増えていますが、ともすればサービスの囲い込みに陥りがちです。そこで提供されるケアの出発点は、利用者のニーズではなく提供する側の経営ニーズに沿うことになります。

またもし、チームメンバーの意識がバラバラで、支援目標が共有されなければ、ただの烏合《うごう》の衆になりかねません。

フラットな関係性を保つ

もう一点、地域包括ケアシステムでは、メンバーがフラットな（横並びの）関係の中で、利用者の課題解決のためにディスカッションする習慣を身につけることが必要です。

「なごみの家」でも、スタッフから「どうしたらいいですか」と訊ねられることがあり、「あなたの創意工夫で」と答えると、スタッフが困った顔をすることがよくあります。横並びで意見交換するためには、自分で考えた自分の意見を述べることが求められます。「誰々が決めた」などと言わないようにするためにも、チームに主体的に参加することが必要です。フラットな関係性をもったチームの姿を見ると、本人・家族は「こんなにもたくさんの人が、自分たちを支えてくれる」と勇気づけられます。

「なごみの家」では、新しい利用者の受け入れの際には、ほとんど例外なく初日に、関係する職種の人が集い、本人、家族とともにこれからの生活への希望を訊ねます。

『「なごみの家」で、どのように過ごすことを希望されますか」という問いに、「痛みがなく過ごしたい」、「自分でできることは自分でしたい」といった言葉が多く返ってきます。おそらくそんな質問を受けたのは初めてなのでしょう。少し戸惑うように考えて、そしてしっかりと答えてくださいます。その希望に対して、家族の立場、医学的な側面、ケアの側面など意見を求め、長期目標と短期目標を関係者の中で明らかにして、希望の実現に向けてどのような支援が必要になるのか一緒に考えて、プランを決定していきます。

「私たちは応援団です」と伝えれば、本人やご家族から本当に嬉しい笑顔が返ってきます。

もともと介護は看護の仕事の一部でした。仕事が分業化することで、介護職という専門の職業が生まれました。専門分化が進めばその分野は大きく進化しますが、その一方、専門分化すればするほど他職との対立を生みます。多職種連携はそれを踏まえて、協働していかなければならないと考えます。

日本では、多職種連携・協働に関する教育がまだまだ充実していません。同じ大学で、医師、看護師、介護士が学んでいても、横につながることはないようです。学内で、多職種連携・協働を学ぶ教育カリキュラムをあってもいいように思います。

地域　地域づくりへ

ホームホスピスは、地域に「生えてきた」と言われます。それぞれの地域の土壌（文化）に根付いて、陽光や地下水、風、さまざまな条件を養分にして育っていく、そのようなイメージです。「なごみの家」の日々を通して、また、ホームホスピスの仲間との学び合いの中で、ホームホスピスが「とも暮らし」の家であり、そこで他者と交わることが住人の生きる活力となっていることが見えてきました。

ドイツでハウス・マリアフリーデンを見学して帰ってきた当初、単純に「看取りの家」をつくろうと思っていた私ですが、ホームホスピスの役割は一個の「家」の中だけにあるのではない。そこに住む人々のエンド・オブ・ライフを考え、看取りを行うだけでなく、地域に看取りの文化を取り戻す文化運動の拠点として考えるようになってきました。

エンド・オブ・ライフケアは死が差し迫った人だけでなく、いつか必ず迎える死の問題を考え、家族や大切な人と語り合う文化を創ることです。そして、誰もがよりよい選択ができるように、医療や看護、介護に限らず宗教家や倫理学者、建築家、ジャーナリスト、芸術家、行政関係者などさまざまな分野で活躍している専門家とともに考えることが大切だと思います。その一環として、「なごみの家」はさまざまな講演会や写真展などを開催してきました。

そして今、ホームホスピスは、誰もが住み慣れた地域で暮らしつづけることができるように、地域に目を向けて活動を広げるようになってきました。

生きづらさを抱えた人の居場所

「なごみの家」には、生きづらさを感じるさまざまな人が集まってきます。ボランティアとして来たり、スタッフとして働いたりと関わり方はさまざまです。食事を作ってくれるのは七十歳代の女性で住人と変わらない年代、彼女が作ってくれる食事は「なごみの家」の自慢の一つです。年齢を重ねても、健康な間に働けるだけ働きたいと思っている年配の方や、主婦としての経験を役立てたいという方五人が交代で食事をつくってくださっています。また時折、ペットの姫の散歩に来てくれる自宅にひきこもりがちの青年などそれぞれ事情がありますが、集まってきて、この家を支えてくれています。

長久あづささんは四十八歳でがん治療中です。「なごみの家」主催で、柳田邦男先生（1936-　ノンフィクション作家）の講演会を開催した時に来てくださいました。講演後の質疑応答でまっすぐに手を挙げて質問されました。

「がんの治療中にはさまざまな悩みがあり、病気のこと以外の悩みを相談する場所がない、行く場所がない」という内容でした。長久さんはそれまで、行き詰った時にはホテルを利用されていましたが、それは孤独な時間でもあったようです。

私はその場で、『「なごみの家」は、がん治療中の方も来ていただいて大丈夫ですよ。いつでも来てください』とお伝えしました。以前から、終末期だけでなく、病気や障碍によって苦境にある方が、いつでも来ることができる「家」でありたいと思っていました。事実、それまでもいろいろな方が相談に来られました。その中には、夫が治療中で、幼い子どもを抱えて家族が一緒に過ごせる場所を探している女性もいました。

長久さんは、「病気が深刻化して治療の決断をしなければならないのはわかっていても、医療とは違う環境の中に自分を置いて考えたくなる。それは、病院の中にある相談室とは明らかに異なる環境でこれからのことを考えることができる場所」と言います。

治療が必要なことは百も承知している長久さんにとって、一旦心を落ち着かせ、自分の生き方としてこれからの治療を受け入れていくには納得できる時間と場所が必要でした。

長久さんの話を聴きながら頭に浮かんだのは、現在、白十字訪問看護ステーションの統括所長であり、都営戸山ハイツの一画で「暮らしの保健室」を開いている秋山正子さんが、二〇一六年開設に向けて取り組んでいらっしゃるマギーズキャンサーセンターのことです。マギーズは、長久さんのような自分でしっかりとがんと向き合い、考える力をもったがん患者さんが求める、場所と時間とさまざまな情報を提供するところです。

私は、これまで仲間とともに「なごみの家」を運営してきましたが、同時に、ここに住まう人だけでなく、地域にも健康障碍を抱えながら自宅でなんとか生活をつづけている人がたくさんおられるという現実に、「なごみの家」が何かできないかと考えていました。

平成二十六年の在宅医学会の発表では、統計上は在宅看取りが増えているが、実際は、たとえそれが孤独死であっても死亡場所が在宅となると「在宅死」とみなされるため、数の上で在宅看取りが増えているということを知りました。

たとえ死ぬ瞬間、傍に誰もいなくても、それまでの過程で他者との交流があり、一人でも共感する人がいれば、それがその人の人生に意味をもたらすのではないか。そしてそれが、穏やかな人生の終焉につながるのではないか。逆に、それまで誰にも理解されず孤独であれば、死に対する恐怖やつらさがよけいに大きくなるのではないか。人と交流し、たとえいっときでも、わかり合える時をもてる場所がほしい、地域の中に、そうした「場所」をつくりたいと思うようになりました。秋山さんが始められた「暮らしの保健室」がお手本です。

なごみカフェ、オープン

「神戸なごみの家」は、神戸市兵庫区荒田町において、平成二十七年十一月に暮らしの保健室「神戸なごみカフェ」をオープンしました。この地域は、兵庫区内で最も老々世帯や一人暮らしの高齢者が多い地域です。

「なごみカフェ」は「KOMIケア理論」を通じて知り合った二十年来の友人である黒田しづえさんが住む家の一階を貸していただき、リノベーションして使うことにしました。この家には二年前に亡くなった黒田さんのご主人の蔵書、一万三千冊がところ狭しと並んでおり、一目で「ここで」と思いました。壁一面に並ぶ本と懐かしい趣きのレコードプレイヤー、どこかレトロな雰囲気があり、ここでゆっくりとコーヒーを飲みながら過ごす時間は神戸の町にぴったりです。

黒田さんは、この地域で最も古い住人ですから、改装工事が終わると早速、ご近所の方が見に来てくださいました。黒田さんご夫妻が長年住み慣れて、地域の一員として信頼を築いてきた姿がそこにあります。

始めたばかりですが、「暮らしの保健室」では地域に住む人の健康や療養、介護などよろず相談を受け、暮らしについて一緒に考えていく場所にしていきたいと考えています。また、一人暮らしで栄養が偏りがちな高齢者が集まって食事をつくったり、楽しく団欒したりすることなども計画しています。

そしてそこを拠点に、地域住民の安否確認ができる互助組織をつくることを、数年がかりで達成する目標としています。その他に、がん療養サロンや健康教室を開催していきます。

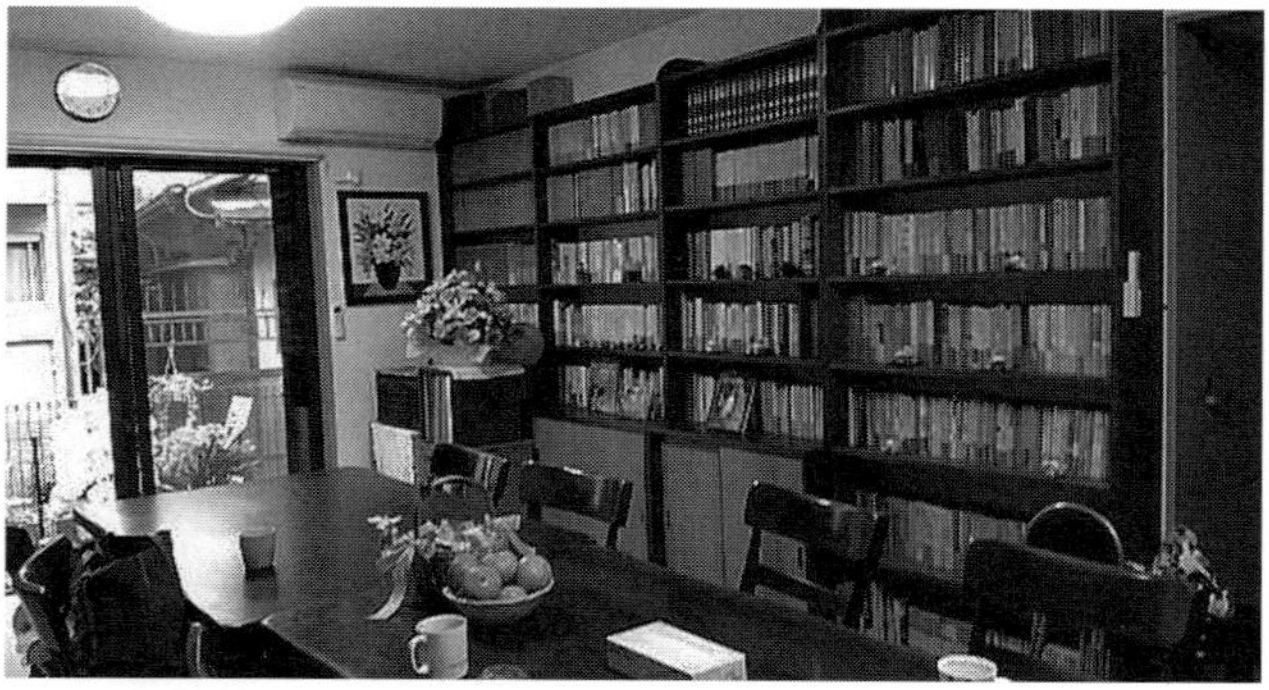
「神戸なごみカフェ」のリビング

「なごみの家」で共暮らしをし、他人同士で支え合い、見送り見送られる新たな関係を築いてきた人たちの力を信じて、今度は地域の中でそのような関係を構築することにそこに住む人たちと一緒に取り組んでいきたいと考えています。

カフェの開設には、日本財団「いのちと生きがいプロジェクト」、行政関係などさまざまなところから助成金をいただきました。

神戸にホームホスピスをつくり、その活動を地域にひろげることで、最期まで住み慣れた町で生ききる一つの活動となることを目指しています。

「なごみの家」に救われた私の物語

長久　あずさ

家族は夫と、児童養護施設にいる十歳の里子の女の子、そしてマシュー先生（犬、十六歳）。

二〇一三年九月一日、松本京子さんと初めてお会いする。

柳田邦男さんの講演後、質疑応答で私ただひとりが発言。

「今、家族問題で大変困っています。がん闘病だけでもつらい状況なので、どこか一時避難する場所を探していますが、末期ではないためどこも受け入れてはくれません」

柳田氏は、「うーん」とうなってからひと言。

「あなたのような人は、これから増えていくと思う。ただそこまで社会の受け入れ態勢が進んでいないのが問題だ」

その時突然、松本さんが静かな、しかし強い口調でこう言った。

「あの、うちに来てもらってもいいですよ」

え？　「なごみの家」へ！？

会場はしばしの沈黙の後、驚きと戸惑いの空気が流れた。そして、私は本当に「なごみの家」に迎え入れられたのだった。

あの時、松本さんが即決してくださらなかったら、今は無い。

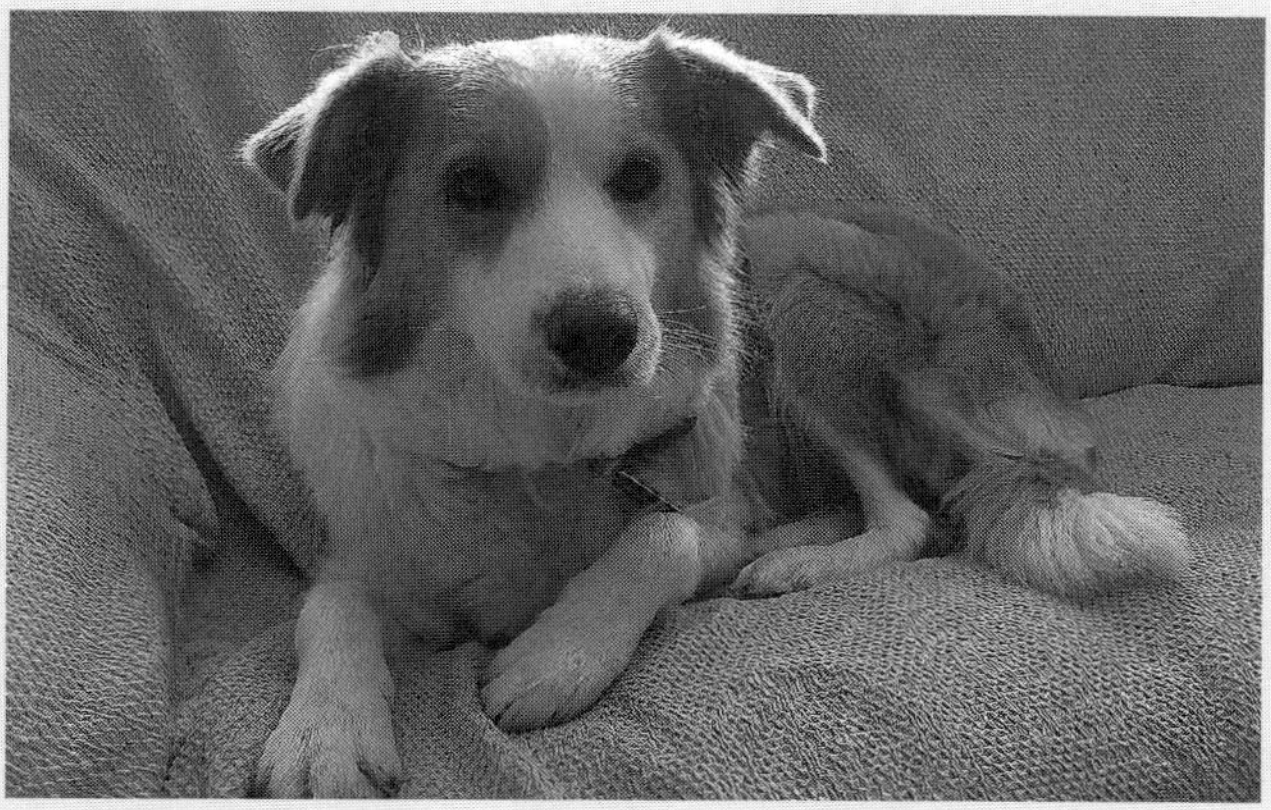

ソファでくつろぐ姫

がんを患うということは、その病気の苦しみだけでなく、あらゆる物事を狂わせ、苦悩を強いられる。

人間関係もしかり。

私は、特に夫と最悪な状態に陥った。私の気持ちを理解されないというストレスは解消されることなくどんどん倍増していき、常に煮詰まっていた。

夜の街をあてどなく徘徊することもたびたび。本当は優しい夫なのだが、その当時の私にはすべてが真逆に映った。

そんな時、「なごみの家」に行った。

こぢんまりした素敵な庭が一目で気に入って、宿泊した朝は水やりをかって出た。二階のリビングにはゆったりとしたソファが置かれていて、大きな窓からは陽光がたっぷりと入り、緑がまぶしい。そこには犬が一匹寝そべっている。愛嬌のある瞳が何とも言えず可愛らしい。

そんな姫ちゃんのお許しを得たのか、私のあてがわれたベッドで一緒に寝ることになった。

しかし、はっきり言って重い！　でも可愛いから許す。

スタッフも皆さん親切で、思いやりにあふれている。

初めて「なごみの家」に来てから、約二年が過ぎた。発病当時は「余命半年」と言われたが、もう五年が過ぎている。

現在は、いよいよ病状もクライマックスに突入か！？　というような状況である。

だから再び「なごみの家」へ帰ってきた。「なごみの家」は変わらずにいてくれた。なごみはなごみだった。

やはりいつも末期の方を相手にしておられるからか、松本さんの傾聴には卓越感がある。頷きが奥深い。だから心底納得するし、安心できる。

久々の松本さんとの対面で、少々気《き》後《おく》れ気味に「なごみの家」の門をくぐった私だったが、松本さんは、なんと庭先で待っていてくださったのだった。そして変わらぬ笑顔で、「よく来たわねー！　待ってたのよ！」と声をかけてくださった。

私は照れながら、心の中で「ただいま」とつぶやいていた。

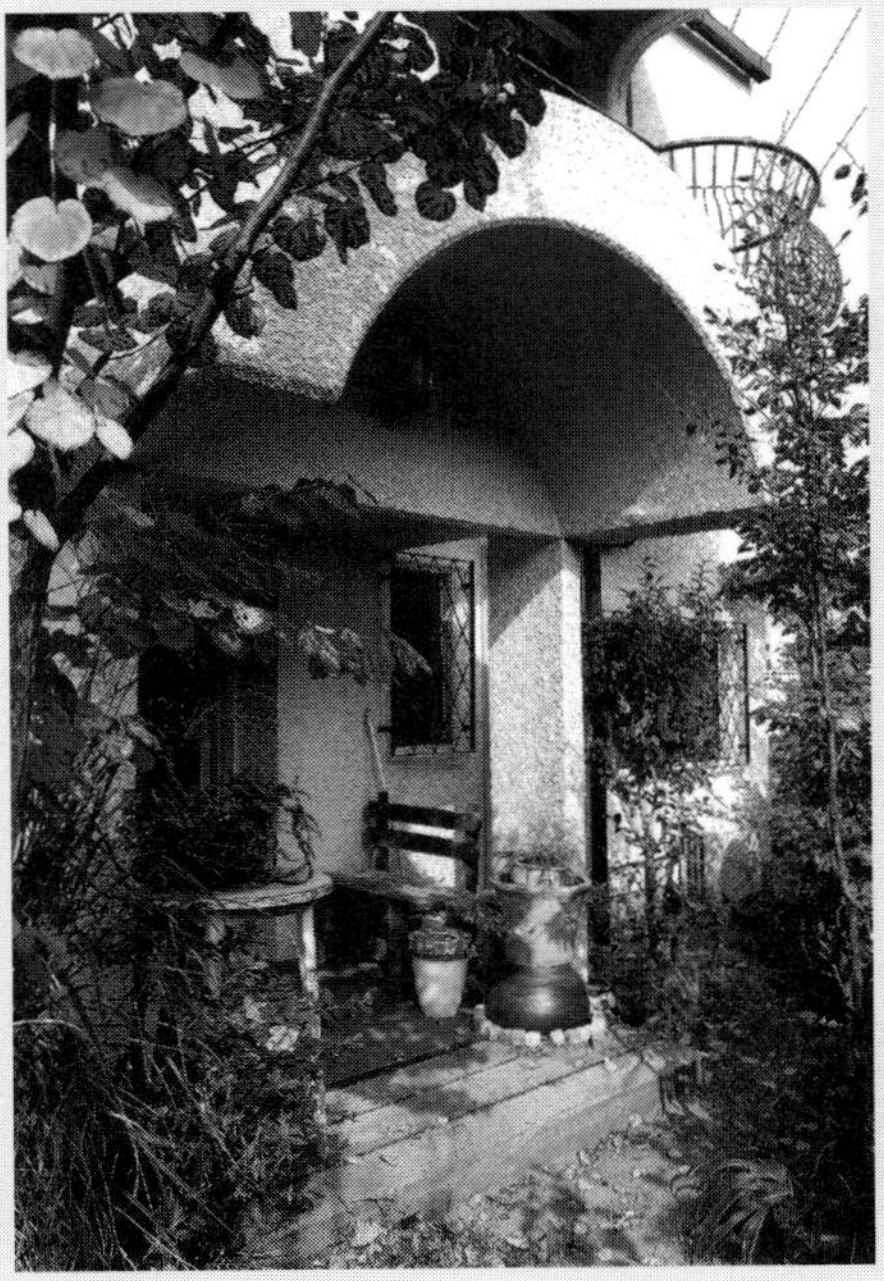

わたしたちの「神戸なごみの家」

スタッフの想い

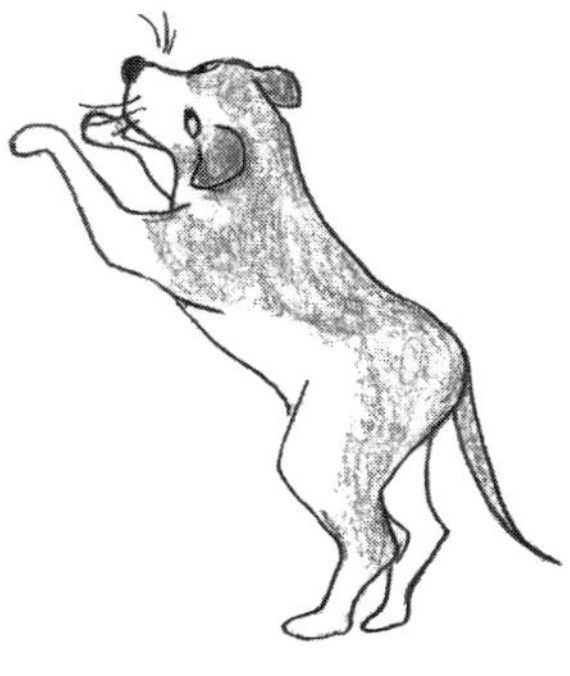

「なごみの家」とともに

事務　井上　志津香

介護職じゃないけれど、私はなごみの一員です。一軒目の「雲雀ヶ丘」の家を買う時からずっと見てきました。

「なごみの家」ってなんなんだろう？　今から八年前にそう思いました。

長田区雲雀ヶ丘で住宅を購入し内装を進めていきましたが、地域の人たち、それも近隣の方に反対され、その住民との話し合いが公民館で設けられたとき、開設賛成が四対三〇（当然こちらが四）、血の気が引く思いの話し合いでした。

この内容は詳しくお伝えできませんが、すごい反対にあった思い出が七年前です。

今でこそ、「なごみの家」の問い合わせ、入居相談の電話が頻繁に掛かってきますが、開設当初は入居者があるのだろうか？　どうやって世間に認知をすすめていくのだろうか？　経営は？　と不安なことだらけでした。

私は、理事長の松本さんと以前勤めていた病院で一緒にお仕事をさせていただき、その時に松本さんの夢のようなお話をお聞きしてはいたものの、現実にはならないだろう……、訪問看護ステーションは立ち上げられるだろうけど、そこまで（「なごみの家」立ち上げまで）力を注げるのかな？　と思っていました。

しかし、彼女はやります、どんどん進みます、次から次と発想が湧いてきます。私たちには計り知れない湧きあがる想いをどんどん現実へ変えていきました。誰よりも、会社の職員よりも一番元気で明るく、柔軟な発想には驚かされっぱなしです。昼は管理者として訪問看護に回り、夜は「なごみの家」で当直、週末は講演会活動をしています。

「なごみの家」流

「なごみの家」はどんな「家」なのか。

最初に思ったのは、「がんや難病で死期の近い方を受け入れる家」でした。「家」という名前だけど、看護師や介護職が常駐し、看取りに向けた家なんだと思っていました。

この考えがガラッと変わるのには、けっこう時間が要りました。わからない、何もかもがわからない、手探り、松本さんの声は聞こえるけれど、心には届かない、そんなはじまりでした。

ヘルパーステーションを立ち上げ、介護職が入職し、看取りを支援するステーション……そんな触れ込みに何人となく入職されましたが、何をどうすればいいのか、経験豊富なヘルパーが「なごみの家」のケアの考え方に戸惑い、そこからどうしても一歩踏み出せずに、「退職します」とも告げず、ある朝、出社してきませんでした。

介護職同士のコミュニケーション不足、介護職と看護師のコミュニケーション不足、何よりも問題なのが、介護職と住人やご家族とのコミュニケーション不足が、辞めるに至るまでの大きな要因になっていきました。

このあたりから、「そうなんだ、『なごみの家』はご自宅におられる時と同じように過ごしていただく、『なごみの家』はお部屋をお貸ししているだけ、ヘルパーのケアは、何かをしてあげる介護ではないんだ、過剰なことはしない。住人やご家族と話し合いながらケアを進めていく。ここはご自宅なんだ」と、ようやく自分の中に落としていけました。

松本さんは介護職に無理をさせません。毎日、指示もしません。介護職が困った時に相談にのる、そして介護士と看護師同士で話し合う、この形は昔も今もまったく変わりありません。

自分の頭で考え、わからないことは学び、尋ね、教えてもらい、ケアにつなげる。

介護職として何年も働いてきて、「なごみの家」に就職したスタッフでも、前の職場でこのようなケアをしたことがないので、この「考える」「話し合う」という部分がなかなか理解できずに辞めていく人もいました。しかし、七年が経った今、がんばったスタッフはこれができるようになってきていますし、やろうと努力しています。

「なごみの家」のいいところはここなんです、スタッフが住人、そしてご家族とコミュニケーションをとりながらケアをするところです。

そして今、サロン「なごみカフェ」を立ち上げました。

松本さんの知人が二階建ての家の一階部分を貸してくださり、日本財団やさまざまなところから助成金をいただき、二〇一五年十一月にオープンしました。

一人暮らしで寂しい方、病気の不安を抱えている方、介護に疲れた方、どんな方でも来ていただき、皆で食事を作ったり、お茶したり、悩みを話したり、愚痴をこぼしたりできる場所です。ボランティアの方もどんどん来てください。

皆でつくりあげていくところです。

「神戸なごみの家」は変化しつづけます。

「なごみの家」開設当時を振り返って

ケアマネジャー　花口　恵美子

平成二十（二〇〇八）年だから今から七年前、現在の「雲雀ヶ丘」、もと診療所兼住まいだった建物の中に入り、使わなくなった食器や日常品を元診察室へ運び込んだ。頑丈なつくりで、にぎやかであったであろう生活風景が浮かんだ。

庭先は、雑草が生い茂り、クレゾールの匂いがした。ここがどんな風に変わっていくのか想像もつかなかった。

工事着工を前に一部住民の方の開設反対の意見があり、集会所で住民の方たちとの意見交換の場がもたれた。私は極度の緊張に、どんな言葉が行き交ったか、はっきりとは覚えていないものの、とてもとても悲しい気持ちになった。

「なごみの家」の前にあるフェンスに「設立反対」の貼紙が貼り出されていた。

「訪問看護ステーションあさんて」の事務所は、マンション三階にある一室だった。ここで、社長から開設について意見を訊かれた。私は、「今の状態では無理ではないでしょうか」と答えたように記憶している。わずかな職員ではあったが、みんなの意見は、「さあ、やりましょう」という意見にはなっていなかったように思う。

ただ、社長だけは、気持ちにブレはなく、開設する決心を聞いた。腹が据わっているのがみえた。今日まで信念と覚悟で切り開き、取り組んでこられたのだと感じている。

当初、私は「なごみの家」が施設ではない、もう一つの「家」である考え方が十分わかっていなかった。「とも暮らし」の、ともにどんな意味があるか　年月をかけ少しずつ、少しずつわかってくるようになった。

仕事を通してたくさんの方との出会い、別れがあった。

その中で入居された〇さん、脳腫瘍、認知症状があり、部屋で転倒し骨折、手術目的で中央市民病院へ入院となった。退院の日、「なごみの家」スタッフは部屋を飾り付けし「おかえりなさい」と大きく紙に書き貼り出した。

退院してきた〇さんがそれを見るや、すぐに泣き出し震える声で「ありがとう」、「うれしい」って！

その姿に感動した。涙が出た。ひと手間の心遣いが、ケアが人の心を変えていく、豊かにしてくれるそんな出来事であった。

その人にしかない力がある。可能性がある。作り出していくのは人であるということを忘れてはいけないと思った。

今後、一つ一つの出会いを大切に、丁寧に、誠実に取り組んでいきたい。まだまだこれから、という気持ちで、みんなと相談しながら、意見を交わし、時には一緒に食べて、泣いて笑って、ともに成長していきたい。

食べることは生きること

スタッフ　草川　とみ子

駅からバスで二十分、「なごみの家　西丸山」、ここが私の仕事場です。

調理、清掃、お庭の掃除が仕事。食事は各人のお好み量、なんらかの制限があるかどうかで変わります。普通食、お粥、呑み込めない方には、きざみ、ミキサー食など、その度にスタッフが教えてくださいます。

食事とは、目で食べ、舌で味わい、のど越しを楽しむ。「ご馳走」とは高価なものというのではなく、食べる人のことを想い、考え、走りまわって作ること。先人の教え、心して作りたいと思います。美味《うま》ければ形などどうでも良いと言う人もいるけれど、私は目で食べることも大切だと思います。

「なごみの家」では毎日パンを焼きます。毎回、ご飯を炊きます。お粥も米から炊き上げます。おやつのコーヒーも淹れたてを出します。旬を大切に、少しでもいいから美味しいものを召し上がっていただきたい、という代表である松本さんの想いでもあります。

なごみの庭には、いろいろな花や木が植わっています。すすき、ぐみの木、枝垂《しだ》れ梅、茗荷《みょうが》、三つ葉、ハーブ、季節によってスタッフが忙しい合間を縫って作った野菜たちが所狭しと育っています。トマト、さつまいもなどなど、みんな食卓に上がります。香りの茗荷は汁物に、三つ葉、南天の葉は色どりに、食材の引き立て役として、なくてはならない食材たちです。

入居者のご家族よりの差し入れがあります。スタッフからも季節の差し入れが……。台所は大にぎわいになります。

なごみの台所には、朝日が入る大きな窓があります。目の前には小さな山、季節の移ろいを感じ、風を感じながらの食事作りです。

入居者の方々はどんな食事を楽しまれてきたのでしょうか?

若いころ食べたものは、今よりもっと安全で美味しいものだったでしょうか?

今は何でもあって便利そうですが、なるべくインスタント食品は使わずに作りたいと思っています。

笑顔で美味しいと言っていただけるように……。

私の今の思い

ヘルパー　寛長　成子

四年前、「なごみの家」のことをインターネットで知り、寝たきりの父が入れたら…と漠然と思いましたが、入居人数は少人数なのでとても無理なことと半ば諦めていました。

ところが、思いがけず希望がかない、父が約一カ月お世話になりました。短い期間でしたが、私自身にはとても濃い時間となりました。

今まで介護とは縁遠かった私に、スタッフの皆さんが暖かく接して、父の介護で迷ったり悩んだりする母や私に寄り添ってくださり、私にとってはとても有意義な時間となりました。感謝の思いでいっぱいでした。

父が亡くなった後も私がお役に立てたら……という思いがずっとあり、調理の求人を見て、応募しました。

実際は、介護の仕事からはじまり、初めてのことばかりで、驚きの日々を過ごしている感じです。年齢的にも体力的にも私にとってはキツイ仕事ですが、スタッフの支えと入居者の皆さんの笑顔のお陰でつづいていると思っています。

希望の調理も自然食を少し取り入れて、介護の仕事とともに課題を感じながら、取り組んでいる毎日です。無理をせず、出来ることでお役に立てたらと思っています。

人生の先輩からの教え

看護師　岡田　梨佐

私は人が死ぬことが怖かった。

そんな私は、縁があって「神戸なごみの家」に携わることになった。はじめは、「何もしなくていいから、ただ居てくれたらいいから」という言葉を鵜のみにして、ただそこに居た。

時に呼吸困難感を訴える方に何もできず、うろたえ逃げ出したくなることもあった。

しかし、日々を住人とともに過ごすことで、ハーモニカが得意で陽気なAさん、居室からリビングに出るだけでもきれいに着替えてきた花の好きなBさん、あんことコーヒーをこよなく愛するCさん、スタッフの個人情報に詳しいDさん……、さまざまな方の最期に立ち合せていただき、死が特別なものではなく、今までの生活の延長上に迎えることを知った。そして、いのちの尊さを学び、一人ひとりの人生の一部に関わらせてもらえることに魅力を感じるようになっていきました。

そうしたことが、看護師として何かできるのではないかと思っていた私自身の看護観を変えてくれたと思っています。また、アドバイスを受け入れられず悩んでいる私の横で、一緒に洗濯物をたたみながら「あなたはまだ若い。同じように出来るわけがないよ。きっとわかる日が来るから、これからがんばってよ」と励まされる日や、風邪を引いていると「もう寝たほうがいいよ」と言いながら、朝まで何度も起こしてくれるなど……、そんな日々を過ごしてきました。

家族ではないけれど、何故か気になる関係性……。旅行に行けば、「これ、あの人喜ぶかな？」と話題になっています。何故か、体調を崩していても元気をもらえる「神戸なごみの家」。不思議な力を感じます。

これからも、個性にあふれる皆さんとともに笑い、時に議論しながらも最期までその人らしく生活することを「なごみの家」の一員として追及していきたいと思っています。

最後に、ここに書き綴った仲間とともに今日まで歩んできました。懐かしい写真をみながら話題が尽きない思い出をそれぞれの心に刻んでいます。心に刻む思い出が多いのは、それほど親しみをもって暮らしをともにしてきたからです。「ただいまー」、「おかえりー」と当たり前のように声を掛け合い、人とつながり合っています。

スタッフ、そして住人　姫

「神戸なごみの家」の最初の住人は、正確に言えば姫です。生後二カ月体重三キロでやってきました。元々犬が飼いたかったのですが、マンションでは飼えず、「なごみの家」をはじめるにあたって是非飼いたいと思っていましたので、友人に頼み込んで譲っていただきました。人懐こくて、愛くるしい子犬が一目で気に入りました。

姫は、立派な血統証がついたボーダーコリー犬。だから名前は「姫」。もともと広い牧場で羊を追って誘導する牧羊犬です。インターネットでボーダーコリーを検索すると、「優雅さと俊敏さ、それに並外れたスタミナを備えています。……見るからに聡明で、適度な警戒心があり、なおかつ知的好奇心に溢れた犬種」なんだそうです。確かに姫は、並外れたスタミナと好奇心をもった犬、でも、セラピータイプの犬ではなかったようです。

子犬のころは「雲雀ヶ丘」のリビングを我が物顔に走り回り、姫のおしっこのせいで綺麗な絨毯を

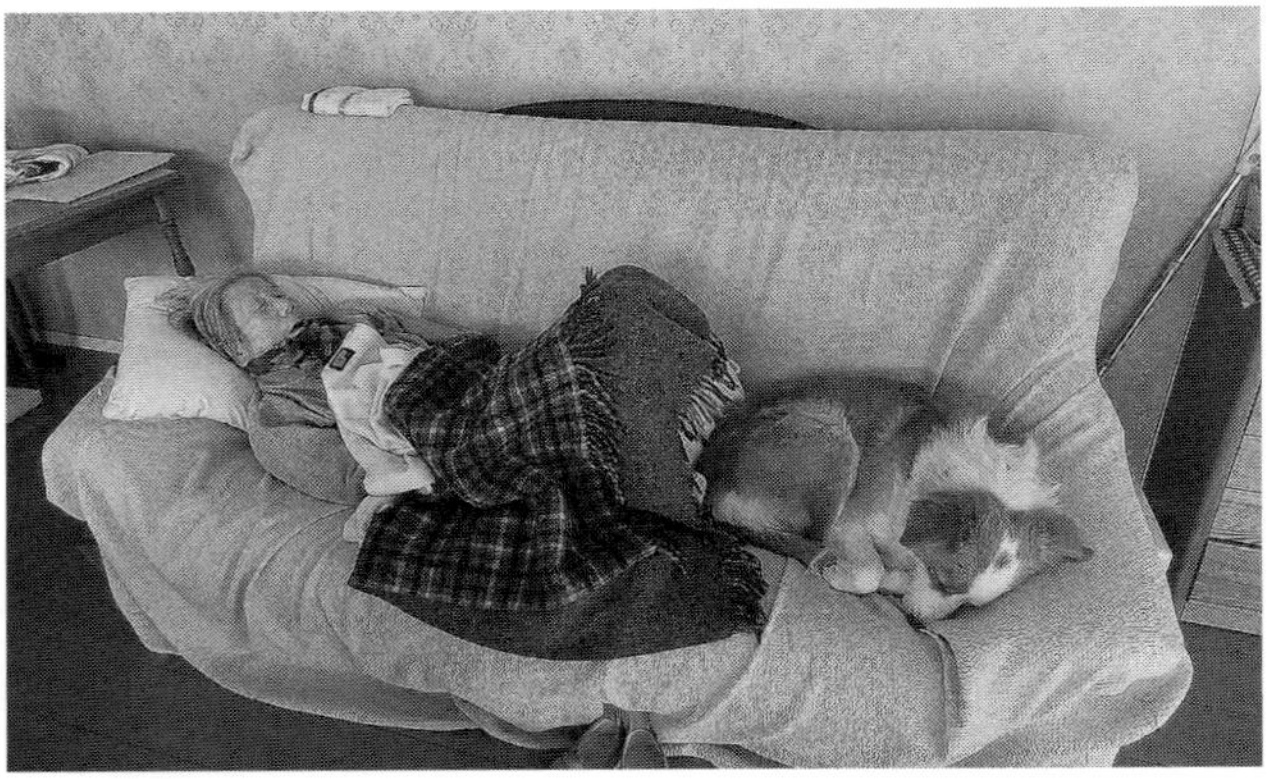

リビングで住人と姫がのんびりお昼寝

早々に取り替えることになりました。せっかく買ってきたゲージは軽く飛び越え、ベランダに置いた立派な犬舎は叱られた時に隠れる場所。いつのまにか、リビングが彼女の居室になっていました。住人の部屋を訪問して相手してもらうのが大好きです。

住人の中に犬が苦手という人はいますが、「嫌い」という人はいません。犬が苦手な人の部屋では、姫は入り口でじっと見ているだけ。それに「キッチンに入っちゃいけないんだ……」とはわかっています。聡明なんです、きっと。

「神戸なごみの家」と同じ歳ですからもう七歳。住人の最期の日々をともにし、いつも傍にいました。そこでは、私たちが知らない会話が交わされたことでしょう。

「ねえ、だれか散歩に連れてって」少々太り気味になった姫が、盛大に尻尾を振っています。

おわりにかえて　なごみの家を支えてくださった皆様へ

「神戸なごみの家」は、看取りの家をつくりたいという私の独りよがりな思いから出発し、この七年余りで大きく成長してきました。そこには、多くの方の支えがありました。

経済的な支援に始まり、生活用品など物品の提供や、目に見えない手助けや知恵などたくさん頂戴しました。ここに一人ひとりのお名前を挙げて感謝の気持ちを述べたいところですが、おそらくそれだけで一冊の本になるぐらいたくさんの方に出会い、支えられてきました。

平成二十七年九月には「全国ホームホスピス協会」を立ち上げ、全国に広がる仲間とともに研修会を開催し学び合うことで、ホームホスピスの質を保ちながら広がっていくことを目指しています。その中心となって、推進委員会としてともに悩んできた仲間には、本当に勇気づけられました。

そして、その活動を応援団として強力にバックアップしてくださっている高齢者住宅財団の高橋紘士理事長、朝日新聞社の岡本峰子さん、メイアイヘルプユーの新津フミ子先生、明治大学の園田眞理子教授、私たちの敬愛する秋山正子さん、生涯の師でもある金井一薫先生、他にも応援をしてくださる方々がいます。日本財団担当者の及川春奈さんには迷うたびに適切なアドバイスをいただき、私たちが迷子にならないように支えていただきました。

「神戸なごみの家」の運営の理事としてご協力いただいている理事会構成員の皆様、会員として活動を支えていただいている皆様にもお礼を申し上げたいと思います。はな訪問看護ステーションの福田さんはじめスタッフの方々にはいつも助けられています。

そして、ともに今日まで「神戸なごみの家」を創ってきたスタッフにお礼を言いたいと思います。彼らの力が何より大きかったのは言うまでもありません。がんや認知症など病気が多彩であればある程、すべてにおいて個別の経過があり、マニュアルが通用しないケアの日々にみんな悪戦苦闘しています。私は「なごみの家」のスタッフはどこよりもすばらしく、誇りとプロ意識をもって働いてくれていると思っています（普段はほめることが少なく、怖い上司かもしれませんが……）。今回の出版に際しても、それぞれの思いを寄せてくれました。

先日、「中津庵」で暮らしている方のご家族からお電話をいただきました。

「あんなに穏やかになって感謝の言葉もありません。本当にありがとうございます」という内容でした。認知症で混乱していた方が日々穏やかな表情で過ごされ、少々のトラブルがあっても（早朝にお隣の家に上がりこもうとしたり……など）、いつも笑顔で住人に接してくれるスタッフの姿を見ると、心から嬉しく思います。

「神戸なごみの家」はこれからも、かけがえのないいのちを慈しみ支え合う関係を大切に、日々の暮らしを整えることに取り組んでいきます。

そして、この活動が「神戸なごみの家」にとどまらず、広く地域に発信することで、「なごみの家」の日々と同じように、互いのいのちを慈しみ、支え合う社会となることを願っています。

松本　京子

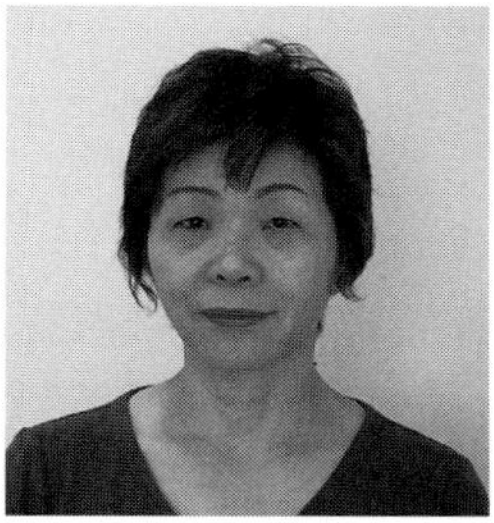

Matsumoto Kyoko

著者略歴

阪神淡路大震災まで神戸市立西市民病院勤務。避難所の支援活動を経験した後に在宅看護の道にすすむ。訪問看護ステーションの開設に携わり、管理者を勤めた後、有床診療所ホスピスの開設に従事、入院と在宅を統括する管理者を勤める。

2008 年、緩和ケア認定看護師の認定取得。

2008 年 11 月（株）なごみ代表取締役就任。訪問看護・居宅介護支援・訪問介護事業開設。兵庫県看護協会訪問看護認定看護師教育課専任教員兼務。

2009 年、ホームホスピス「神戸なごみの家　雲雀ヶ丘」開設。その後、NPO 法人取得。

2012 年 3 月　日本福祉大学大学院社会福祉学研究科　社会福祉学専攻修士課程修了。

2013 年、ホームホスピス「神戸なごみの家　西丸山」開設。

2014 年、ホームホスピス「神戸なごみの家　中津庵」開設。

2015 年、一般社団法人全国ホームホスピス協会副理事就任。

2015 年、「暮らしの保健室　神戸なごみカフェ」開設。

株式会社　なごみ

〒 652-0801 神戸市兵庫区中道通り 7 丁目 1-3　オアシスコート大開 1F

Tel 078-576-1630 ／ Fax 078-576-1640

NPO 法人神戸なごみの家

〒 652-0032　神戸市兵庫区荒田町 3 丁目 3-4

Tel 078-578-3112 ／ Fax 078-578-3114

ホームホスピス「神戸なごみの家」の７年

「看取りの家」から「とも暮らしの家」に

2015 年 12 月 4 日　第 1 刷発行

著　者　松本　京子

発行所　図書出版木星舎

発行者　古野たづ子

〒 814-0002　福岡市早良区西新 7 丁目 1-58-207

TEL 092-833-7140　FAX 092-833-7141

印刷・製本　シナノ書籍印刷 株式会社

ISBN978-4-901483-81-0 C0038